H. Schulz **Auflichtmikroskopische Vitalhistologie**

Springer-Verlag Berlin Heidelberg GmbH

Hans Schulz

Auflichtmikroskopische Vitalhistologie

Dermatologischer Leitfaden

Unter Mitarbeit von
Peter Altmeyer, Klaus Hoffmann, Christian Schulz

Mit 127 Farbabbildungen und 17 Tabellen

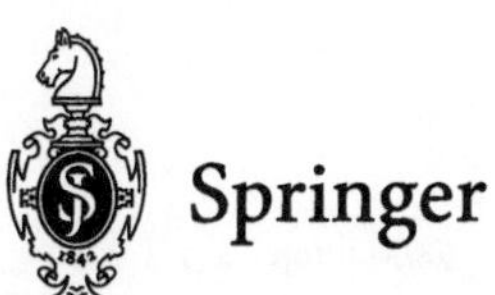

Springer

Autor:

Dr. med. Hans Schulz
Louise-Schröder-Straße 20, 59192 Bergkamen, Deutschland

Mitarbeiter:

Prof. Dr. med. Peter Altmeyer
Dr. med. Klaus Hoffmann
Universitäts-Hautklinik
Gudrunstraße 56, 44791 Bochum, Deutschland

Dr. med. Christian Schulz
Gartenplatz 4, 59174 Kamen, Deutschland

ISBN 978-3-642-62669-2

Die Deutsche Bibliothek – CIP-Einheitsaufnahme
Schulz, Hans: Auflichtmikroskopische Vitalhistologie : dermatologischer Leitfaden /
Hans Schulz. Unter Mitarb. von Christian Schulz ... - Berlin ; Heidelberg ; New York ;
Barcelona ; Hongkong ; London ; Mailand ; Paris ; Tokio : Springer, 2002
ISBN 978-3-642-62669-2   ISBN 978-3-642-56162-7 (eBook)
DOI 10.1007/978-3-642-56162-7

http://www.springer.de

© Springer-Verlag BerlinHeidelberg 2002
Ursprünglich erschienen bei Springer-Verlag BerlinHeidelberg 2002
Softcover reprint of the hardcover 1st edition 2002

Einbandgestaltung: de'blik, Berlin
Satz: Fotosatz-Service Köhler GmbH, Würzburg

Gedruckt auf säurefreiem Papier   SPIN: 10841953   24/3130/op – 5 4 3 2 1 0

Dem Begründer

der modernen auflichtmikroskopischen Vitalhistologie,

Herrn Professor Dr. med. Franz Ehring,

in Dankbarkeit gewidmet.

Vorwort

Die dermatologische Auflichtmikroskopie ist eine nichtinvasive Untersuchungsmethode an der lebenden menschlichen Haut. Unter Verwendung optischer Vergrößerungsgeräte und einer Lichtquelle ist die Epidermis bzw. Mukosa mit ihren Anhangsgebilden in dreidimensionaler Perspektive beobachtbar. Dabei offenbaren sich dem Betrachter mikroanatomische Strukturen, wie sie im zweidimensionalen histologischen Schnittpräparat toten Gewebes nicht erkennbar sind. Auflichtmikroskopische Untersuchungsmethoden der Hautoberfläche haben sich nach einer Jahrzehnte andauernden Entwicklung mit Phasen der Entdeckung, der Geringschätzung und der Wiederentdeckung inzwischen zu einem wesentlichen Bestandteil der dermatologischen Diagnostik etabliert. Diese Tatsache ist unter anderem darauf zurückzuführen, dass infolge der zunehmenden Inzidenz des malignen Melanoms nach verbesserten und sicheren Methoden zur Melanomfrüherkennung gesucht wird. Es hat sich in der Vergangenheit gezeigt, dass eine zweifelsfreie klinische Abgrenzung maligner Melanome von anderen melanozytischen oder nichtmelanozytischen Hautveränderungen auch erfahrenen Dermatologen nicht immer gelingt. Auf dieser Grundlage begann mit der Wiederentdeckung der intravitalen Mikroskopie Anfang der 1970er-Jahre die Suche nach neuen objektiven Kriterien zur Differenzierung von Hauttumoren. Man bemühte sich, die diagnostische Relevanz der gefundenen Merkmale durch empirische und statistische Bewertungen zu untermauern. Auf diese Weise entstanden zahlreiche Diagnoseschemata, die es dem Untersucher ermöglichen sollten, Zeichen einer malignen Transformation frühzeitig richtig zu deuten. Die Auflichtmikroskopie unterstützt maßgeblich das Erkennen sonst schwer zu beurteilender Frühformen maligner Melanome. Durch die Verbesserung der präoperativen diagnostischen Sicherheit ist einerseits öfter die Möglichkeit gegeben, ein einzeitiges operatives Vorgehen mit angemessenem Sicherheitsabstand durchzuführen und andererseits ein adäquates Exzisionsverfahren zu wählen.

Kostengünstige und leicht bedienbare computergesteuerte analoge und digitale Foto- und Videoapparate ermöglichen es, die von Franz Ehring Anfang der 1950er-Jahre eingeführte Ausweitung der Auflichtmikroskopie zur so genannten Vitalhistologie für Routineuntersuchungen nutzbar zu machen und wissenschaftlich auszubauen. Die Technik dient der Auffindung des histologischen Korrelates intravitaler mikroanatomischer Merkmale von schwierig zu beurteilenden Dermatosen ohne Exzision oder Färbung. Mit der raschen Weiterentwicklung digitaler mikroskopischer Bildverarbeitungs- und -dokumentationssysteme gewinnt nicht nur die Tumordiagnostik, sondern auch die Differenzierung anderer Hautveränderungen in Klinik und Praxis an Bedeutung. Allein auf Algorithmen und Messungen basierende Tumorcharakteristika sind vor allem nützlich für Verlaufskontrollen, lassen jedoch ausreichende Diagnosen oft nicht zu. Erst visuelle Strukturanalysen der in die Auflichtebene projizierten Farb- und Architekturphänomene ermöglichen das Auffinden und die „vitalhistologische" Interpretation des entsprechenden feingeweblichen Pendants. Eine enge Kooperation zwischen Auflichtmikroskopikern und Dermatohistopathologen, z. B. unter Nutzung einer computerintegrierten Teledermatologiefunktion, schafft die Voraussetzung für optimale Beurteilungskriterien dermatologischer Krankheitsbilder.

Bergkamen/Bochum, im September 2001   H. Schulz

Inhaltsverzeichnis

1 Einleitung und historischer Abriss

Die heute in dermatologischer Forschung, Klinik und Praxis angewendete Auflichtmikroskopie entstand historisch gesehen aus den Vorläufern der Kapillarmikroskopie. Im Jahre 1655 entdeckte Peter Borellus mit Hilfe eines einfachen Mikroskops subunguale kleine Adern (Kapillaren) am menschlichen Finger [18]. Acht Jahre später beschrieb Johann Christophorus Kolhaus zarte Blutgefäße im Nagelfalz [81]. Wie in einer von Abuzahra [1] publizierten Abhandlung zur historischen Entwicklung der Auflichtmikroskopie verdeutlicht, beziehen sich die frühen kapillarmikroskopischen Untersuchungen am lebenden Gewebe vorwiegend auf tierexperimentelle Studien. So beobachtete Malpighi 1661 durch ein primitives Mikroskop die Kapillardurchströmung am Froschmesenterium. Purkinje (1823) gelang es mit einem selbstentwickelten Apparat, der eine lupenähnliche Linse beinhaltete, die Kapillaren der menschlichen Haut sichtbar zu machen. Um die Transluzenz der Oberhaut zu verbessern benutzte er erstmals Öl. Weitere kapillarmikroskopische Untersuchungen führte Donders 1864 an der menschlichen Augenbindehaut und Hueter 1879 an der Lippeninnenseite durch [56]. Um die optische Transparenz der Haut zu steigern, benutzte Unna 1813 Anilinöl. Der amerikanische Physiologe Lombard folgte diesem Beispiel, als er 1911 mit einem Mikroskop nach oberflächlichen Hautkapillaren am Nagelwall und Fingerrücken suchte, um den intravasalen Kapillardruck zu messen. Aus dem gleichen Jahr stammen erste fotografische Dokumentationen vitalmikroskopischer Befunde der Hautoberfläche mit allerdings mangelhafter Auflösung [1]. Eigentlicher Begründer der modernen dermatologischen Auflichtmikroskopie ist Johann Saphir [46], der um 1920 den Begriff der Dermatoskopie prägte. Er benutzte ein binokulares Mikroskop und beschichtete das zu untersuchende Hautareal mit Öl. Von Unna [84] begonnene Forschungen an Lupus- und Luesknötchen setzte Saphir fort. Als erster Dermatologe stellte er Pigmentmerkmale von Hautveränderungen als diagnostische Kriterien heraus. Ein Mikroskopiegerät mit großem Auflösungsvermögen bei Auflicht-Dunkelfeldbeleuchtung konstruierte Vonwiller [85] bereits 1927, den so genannten Spaltopakilluminator (Leitz). Hiermit ließen sich Epithelzellen und Gefäße der Epidermis-Kutis-Grenze sichtbar machen. Hinselmann [26], der erste Anwender der Kolposkopie, empfahl 1933 diese Untersuchungsmethode für die dermatologische Diagnostik. Goldmann [22], der in den 1950er-Jahren melanozytische Naevi und maligne Melanome mit einem dem Kolposkop ähnlichen

Stereomikroskop (bis 154fache Vergrößerung) betrachtete, plädierte für einen verstärkten Einsatz dieser Technik in der Dermatologie. Für ihn besaßen vor allem Oberflächenbeschaffenheit und Pigmentierungsmerkmale diagnostische Bedeutung. Eine geringe Relevanz schrieb er der visuellen Analyse von Gefäßmustern, Verhornungsanomalien und Haarfollikelveränderungen zu. Die Arbeitsgruppe um Franz Ehring [15, 16, 17, 19] nutzte die technischen Fortschritte der Mikroskopie, Belichtung und Bildwiedergabe. Zum Einsatz kamen schwenkbare Stereomikroskope, Intravitalmikroskope (Leitz), Spaltopakilluminatoren mit maximal tausendfacher Vergrößerung, Xenonlampen, Quecksilberhochdruckbrenner und automatische Kleinbildkamerasysteme. Es ergab sich jetzt die Möglichkeit, die Vitalmikroskopie zu einer „Vitalhistologie der obersten Hautschichten" weiterzuentwickeln. Franz Ehring (*1921 in Dillingen/Saar) gilt als Begründer der modernen Vitalhistologie [16, 18]. Im Jahre 1970 führte Schumann [73] aus der Arbeitsgruppe um Ehring die Vitalmikroskopie zur Diagnostik von Pigmentzelltumoren der Haut ein. Unabhängig von Ehring und Schumann kam MacKie [35] zu dem Schluss, dass der Auflichtmikroskopie eine große diagnostische Bedeutung zukommt. MacKie beobachtete mit Hilfe eines 6- bis 40fach vergrößernden binokularen Operationsmikroskops neben charakteristischen Pigmentierungsmerkmalen Kapillargefäßveränderungen in malignen Melanomen. Zu Beginn der 1980er-Jahre wurde der diagnostische Nutzen der Auflichtmikroskopie neu entdeckt und routinemäßig angewendet [21, 23, 24]. 1985 gelang es Bahmer u. Rohrer [8] in Zusammenarbeit mit der Fa. Olympus ein handliches und kostengünstiges Kamerasystem zu konstruieren, das sich für den Routineeinsatz in der Praxis und zur Befunddokumentation eignete. Die mit diesem Fotogerät erzielbaren Abbildungsmaßstäbe betrugen 5,5:1 bis 13,6:1. Eine visuelle Bildanalyse war unter 30- bis 80facher Sekundärvergrößerung mittels Bildbetrachter möglich. Die hohe fotografische Auflösung erlaubte eine Differenzierung von 0,01 mm kleinen Strukturen. Überwiegend in österreichischen und deutschen Arbeitsgruppen wurden jetzt systematisch auflichtmikroskopische Untersuchungen durchgeführt um zahlreiche neue Erkenntnisse zusammenzutragen [9, 13, 24, 28, 30, 40, 52, 53, 74, 75, 76, 77, 80]. Schulz u. Hundeiker [54] veröffentlichten 1990 einen ersten auflichtmikroskopischen Bildatlas zur Diagnose von Pigmentzelltumoren der Haut. Wenig später erschienen Farbatlanten zum gleichen Thema, publiziert von Kreusch und Rassner [31] sowie Stolz, Braun-Falco et al. [81]. Nachdem bereits im Jahre 1977 die Arbeitsgruppe um Franz Ehring [19] analoge Videotechniken zur Dokumentation vitalhistologischer Befunde erfolgreich eingesetzt hatte, begann auf diesem Gebiet ein Innovationsschub mit dem Ziel eines Routineeinsatzes in Klinik und Praxis. Auflichtmikroskopische Befundungen und Dokumentationen werden heute zunehmend ersetzt durch die digitale Videoauflichtmikroskopie. Die computergestützten Systeme ermöglichen eine „Online-Einbeziehung" sämtlicher Schritte der Bildbearbeitung einschließlich digitaler Speicherung [10, 14, 27, 29, 41, 78].

2 Untersuchungs- und Dokumentationsgerät

Neben Screening-Mikroskopen, die nicht zu Dokumentationszwecken eingesetzt werden, unterscheidet man bildverarbeitende und -speichernde Mikroskopiersysteme.

2.1 Screening-Mikroskope

Zur raschen Orientierung und qualitativen visuellen Erstbefundung einer Hautläsion, die nicht mit bloßem Auge bzw. unter Lupenverwendung differenzierbar ist, eignet sich das handliche monokulare Dermatoskop DELTA 10 (Heine Optotechnik, Herrsching). Das einem Otoskop ähnliche Gerät erlaubt durch die eingebaute achromatische Linse eine etwa 10fache Vergrößerung. Eine auf die Läsion gebrachte Ankopplungsflüssigkeit, z.B. Paraffinöl, Olivenöl oder Desinfektionsspray, macht obere Epidermisschichten transluzent. Die Beleuchtung der Oberfläche erfolgt unter einem Winkel von 20° mit einer Halogenlampe, die in das Gerät integriert ist, gespeist von einem Akku oder Batterien. Zu stärker vergrößernden monokularen Mikroskopen gehören die Stab- und Messmikroskope SM25/50/1 (Fa. Klaus Lischke, Medizin-Technik, Altena) mit 25-, 50- oder 80facher Vergrößerung. Die Gesichtsfelder sind 2, 3, oder 7 mm groß. Eine Strichplatte im Okular ist in Teilstriche unterteilt mit 0,01 mm, 0,02 mm oder 0,05 mm Abständen. Zwei Okulare hat das Stereo- Auflichtmikroskop nach Kreusch, es enthält eine aufladbare Lichtquelle und ist mit einem Abstandshalter versehen (Abb. 1). Die möglichen Vergrößerungen betragen 20-, 30-, 40- und 60fach. Integriert ist eine Mess-Skala mit Fadenkreuz und Teilstrichen in Abständen von 0,1 mm (Fa. K. Lischke, Altena).

2.2 Bildverarbeitende und -speichernde Mikroskopiersysteme

Ein handliches und praxisfähiges Auflicht-Mikroskopiergerät nach Bahmer und Rohrer [8] arbeitet mit herkömmlicher Fototechnik (Abb. 2). Die Apparatur basiert auf den Standardkomponenten eines Olympus-Kamerasystems (Olympus Optical Co, Hamburg): OM-4-Ti-Kamera, Balgenauszug mit 20- und 38 mm-Weitwinkel-Wechselobjektiven, einer Kontakteinheit mit

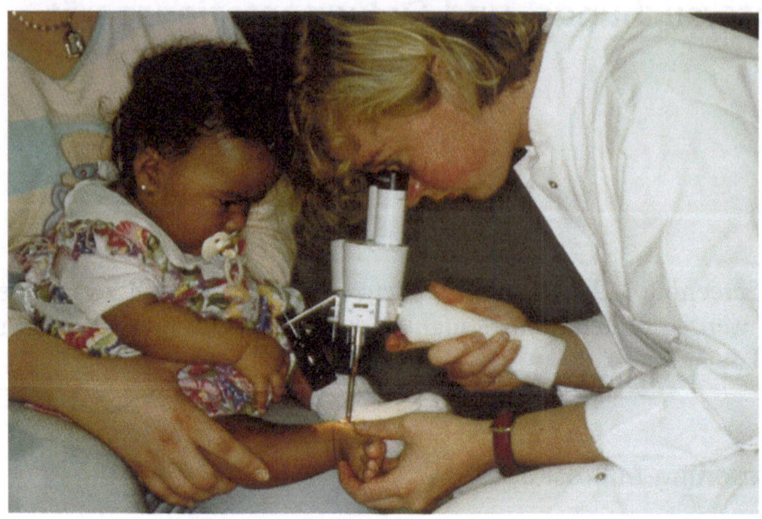

Abb. 1. Binokulares Stereo-Auflichtmikroskop mit Abstandshalter. (Nach Kreusch)

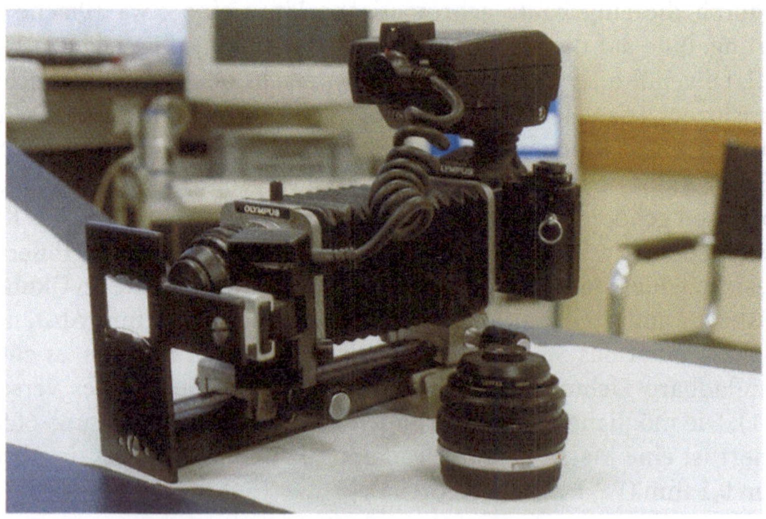

Abb. 2. Olympus-OM-4-Makrofotogerät. (Nach Bahmer u. Rohrer [9])

Glasplatte und einem TTL-kontrollierten Blitzgerät. Die damit erzielbaren Abbildungsmaßstäbe rangieren von 5,5:1 bis 13,6:1. Unter Verwendung des 38 mm-Objektivs beträgt das zu fotografierende Sichtfeld 6,5 × 4,2 mm, beim 20 mm-Objektiv 3,0×2,0 mm. Für den Untersucher ist infolge der geringen Ausleuchtung des Bildausschnitts im Sucher der Kamera eine direkte Diagnostik nur begrenzt möglich. Die Durchführung der visuellen Bildanalyse geschieht unter 30- bis 80facher Sekundärvergrößerung des Diapositivs mittels Bildbetrachter (hama, Monheim). Ein weiterer Apparat, der mit der herkömmlichen Fotografie arbeitet, ist der Dermaphot (Heine Optotechnik, Herrsching). Damit lassen sich 10fach vergrößerte Auflichtfotos herstellen. Den fotografischen Systemen haftet gemeinsam der Nachteil an, dass sich Bildentwicklung, Dokumentation und Archivierung sehr aufwändig gestalten und eine standardisierte Bildqualität nicht erzielt werden kann.

Mit der Video-Auflichtmikroskopie lassen sich diese Nachteile weitgehend ausräumen. Folgende Komponenten werden dabei benötigt: Videokamera mit Auflicht-Mikroskopvorsatz, möglich sind auch Wechseloptiken (× 25, × 50, × 100, × 200, × 400), z. B. Scopeman-System (Fa. Fort Fiber Optik, Tostedt), Personal Computer mit hoher Speicherkapazität und schnellem Prozessor, Farbmonitor, Bildverarbeitungs- Software mit Bildarchivierungsfunktionen, evtl. weitere Speichermedien (z. B. ZIP-Laufwerk, JAZ-Laufwerk, CD-Brenner usw.). Videoauflichtmikroskope bieten die Möglichkeit der „live-Aufnahme" unter Blickkontrolle, eine rasche Bildverfügbarkeit, einfache und gut reproduzierbare Verlaufskontrollen, computerunterstützte Bearbeitung (Lokalisation, Tumorgröße etc.) und Archivierung, z. B. Fotofinder Medic Bildspeichersystem (Fa. TeachScreen, Griesbach). Die Rösch AG (Medizintechnik, Berlin) vertreibt ein Dermatron Kameramodul, das sich in einen bereits vorhandenen PC integrieren lässt. Die entsprechende Software (Rösch DVIEW) dient der Bilddokumentation und Beurteilung einer Läsion nach der dermatoskopischen ABCD-Regel. Anhand eines integrierten Kosmetikmoduls für die Laserbehandlung von Hautfalten kann die entsprechende Behandlung im Voraus simuliert werden (Systemvoraussetzungen: Windows 98/2000, freier Hauptspeicher 64 MB, freier Plattenspeicher 4 GB). Eine Bildanalyse-Software auf der Grundlage so genannter neuronaler Netze (selbstlernende Strukturen) und nichtlinearer probabilistischer Modelle [27] bietet die microDerm-Analyse von VISIOmed (VISIOmed AG, Bochum). Das microDerm-Kameragerät ermöglicht standardisierte Aufnahmen von hoher Bildwiedergabequalität in definierten Vergrößerungsstufen (15- bis 50fach) mit automatischer Archivierung (Abb. 3). Neben der Vermessung einer Läsion werden quantifizierbare Merkmale bildanalytisch nach einer um E (Erhabenheit und Hautstruktur) und T (Textur) erweiterten ABCD-Regel beurteilt; des weiteren besteht die Möglichkeit der Nutzung einer integrierten Teledermatologiefunktion. Durch einen neuartigen Algorithmus werden Haare und andere störende Strukturen aus dem Bild entfernt und die Läsion computergestützt segmentiert.

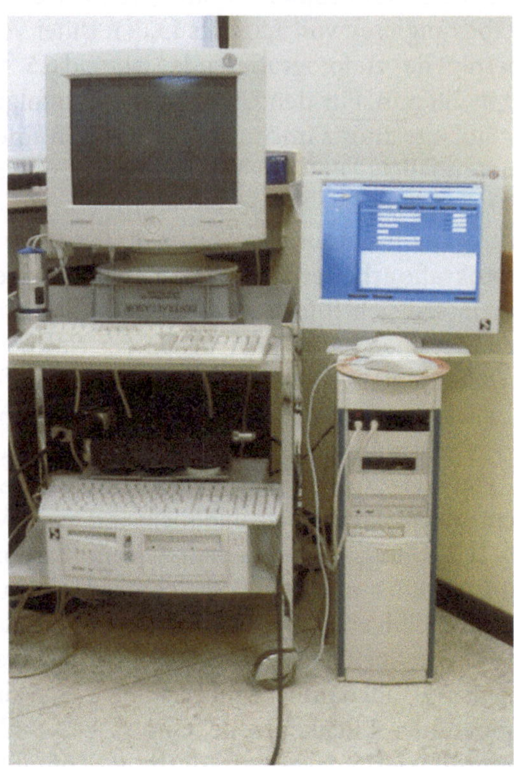

Abb. 3. Video-Auflichtmikroskope der VISIOmed AG, ausgestattet mit Bildanalyse-Software

Folgende Parameter gelangen zur Analyse und Dokumentation: Tumorfläche, Durchmesser, Begrenzung der Läsion, erste und zweite Hauptsymmetrieachse, Farbverteilung, Farbasymmetrie, Farbvielfalt, Erhabenheit und Hautstruktur, Textur. Die ermittelten Parameter stellen sich in Ausgabemasken mit definierten Skalen übersichtlich dar. Diese Einstufung ermöglicht Rückschlüsse auf Veränderungen und Bösartigkeit eines Tumors.

Das computergestützte standardisierte System Dermogenius (MELDOQ, Regensburg) zur dermatoskopischen Diagnose, Dokumentation, Verlaufskontrolle und Teledermatologie basiert auf der dermatoskopischen ABCD-Regel. Die ABCD-Kriterien sind bildanalytisch quantifiziert nach konventionellen Algorithmen und Methoden der nichtlinearen Dynamik (Skalierungsindexmethode).

Falls man auf Komplettsysteme verzichten möchte, können digitale Foto- und Bilddokumentationsgeräte nach Kutzner u. Schröder [34] aus preisgünstigen handelsüblichen Einzelkomponenten zusammengestellt werden.

Im Hinblick auf die Anzahl der Bildpunkte (Pixel) sind dem digitalen Foto physikalische Grenzen gesetzt. Das herkömmliche Diapositiv enthält bis zu 40mal mehr Bildinformation. Doch bereits eine Million Bildpunkte genügen für eine ausreichende visuelle Beurteilung des digitalen Auflichtfotos. Zu den geeigneten Mega-Pixel-Kameras gehören z. B. Nikon Coolpix 950/990, Olympus Camdia, Kodak DC 290. Für das Speichermedium empfiehlt sich eine 128 MB Compact Flash Card. Makro-, Dermatoskop- und Mikroskopaufnahmen sind möglich. Über externe Laufwerke (Kartenlesegeräte) können die Speicherkarten in den Bilddokumentationscomputer übertragen werden (z. B. Pentium III 500 MHz, 13 Gigabyte Festplatte, 3,5 Floppy Laufwerk 1,44 MB, Windows 98/2000). Mit dem JPEG-Verfahren lässt sich die Datenmenge des digitalen Bildes um das 20fache komprimieren (Grenze: 300 KB) und als Anhang anonym (Patientenidentifikationsnummer) via E-mail verschicken.

Daten und Bilder können ausgedruckt, nachbearbeitet und via Internet und E-Mail mit Ärzten weltweit ausgetauscht und diskutiert werden. Die Handhabung der Bildarchivierung, Bildanalyse und Telemedizin gewinnt in dermatologischen Kliniken und Praxen zunehmend an Bedeutung [20, 29, 47].

3 Einsatzmöglichkeiten

Während sich die dermatologische Hautoberflächenmikroskopie in der Vergangenheit überwiegend der Kapillaroskopie widmete, nutzte man sie in der Phase der Wiederentdeckung der 1980er-Jahre zunächst hauptsächlich zur Differenzierung von Pigmentzelltumoren. Wenig bekannt ist die Tatsache, dass Ehring und Schumann [15, 16, 17, 70, 71, 72] bereits in den 1950er- und 60er-Jahren die Auflichtmikroskopie zur so genannten Vitalhistologie ausweiteten.

Die auflichtmikroskopische Vitalhistologie dient der nichtinvasiven Auffindung und Deutung des histologischen Korrelates von mikroanatomischen Strukturen gesunder und kranker Haut am lebenden Organismus. Wie in der klinischen Dermatologie und Dermato-Histopathologie, so ist auch in der dermatologischen Auflichtmikroskopie und Vitalhistologie eine Befunderhebung möglich und sinnvoll [62]. Die präinvasive Diagnostik erfährt damit eine nützliche Erweiterung auch in Bezug auf das therapeutische Procedere. Der Blick in das Projektionsmuster einer Läsion eröffnet dem betrachtenden Auge einen dreidimensionalen Aspekt mikroanatomischer Strukturen, was am histologischen Vertikalschnitt toten Gewebes nicht möglich ist. Struktur- und Farbkriterien gestatten neben der vitalhistologischen Befundung gezielte Diagnosen anhand reproduzierbarer Merkmalskombinationen des gesamten Integumentes und den leicht zugänglichen Schleimhäuten.

Haupteinsatzgebiete der Auflichtmikroskopie sind die präinvasive bzw. präoperative Diagnostik zur Dignitätsbeurteilung von Hauttumoren [4, 6, 59, 60, 69, 76], die Differenzierung initialer und kleiner Hautveränderungen einschließlich der Melanomfrüherkennung [5, 23, 28, 32, 38, 42, 58, 63, 67, 82], Bestimmung der Invasionstiefe von Hauttumoren [49, 51], Verlaufskontrollen [61], periphere horizontale Schnittrandkontrollen [65], Feststellung topischer Nebenwirkungen, z. B. von Kortikosteroiden [52] und Bestrahlungsfolgen, das Auffinden von Mikroparasiten, sowie eine kosmetologische Befunderhebung mit Basisdiagnostik [64, 66].

4 Untersuchungsgang

4.1 Technische Vorbereitungen

Patienten, die zur auflichtmikroskopischen Untersuchung kommen, haben gewöhnlich noch nie zuvor von dieser diagnostischen Methode gehört. Das liegt vermutlich daran, dass dieses im Grunde unkomplizierte Verfahren noch immer keine breite Anwendung gefunden hat. Die zu untersuchende Person wird daher als Erstes über den Grund und die Umstände der bevorstehenden Untersuchung aufgeklärt. Dabei ist der besondere diagnostische Wert der Betrachtung mit einem stark vergrößernden optischen Gerät hervorzuheben. Weiterhin sollte betont werden, dass aufgrund einer digitalen Abspeicherung der Aufnahmen die Möglichkeit einer späteren Wiederholungsuntersuchung („follow-up") zur Verlaufsbeobachtung besteht. Es können bereits minimale, makroskopisch nicht erkennbare Veränderungen innerhalb einer pigmentierten Läsion durch Vergleich der alten mit den neu angefertigten Aufnahmen schnell festgestellt werden. Gerade Patienten mit dysplastischem Nävussyndrom, multiplen Nävi oder/und zahlreichen alten Exzisionsnarben scheuen verständlicherweise jede neue Operation und neigen eher dazu, Pigmentmale regelmäßig beobachten zu lassen. Ein Hinweis auf die Ungefährlichkeit dieser schmerzlosen Untersuchungsmethode sollte zur weiteren Information des Patienten hinzugefügt werden, wodurch im Übrigen angstvolle Menschen in der Regel ausreichend Beruhigung erfahren. Es kommt häufiger vor, dass zu Untersuchende aus Unkenntnis Fragen technischer Art zum Gerät stellen, wie z. B.: „Werden bei der Untersuchung Röntgenstrahlen/Ultraschallwellen freigesetzt?" oder „Kann man mit dem Gerät Dickenmessungen/andere Messungen durchführen?"

Zur Vorbereitung der Untersuchung mit Videosystemen müssen für einen reibungslosen Ablauf alle benötigten Gebrauchsgegenstände in greifbarer Reichweite liegen. Dazu gehören:

- Kamera-Aufnahmeeinheit,
- Abstandsringe,
- ELM-Aufsatz,
- Behälter mit Paraffinöl,
- Pipette oder kleine Spritze (z. B. 2 ml),
- Sprühflasche mit Hautdesinfektionsmittel,

- Zellstoff- bzw. Papiertücher,
- unsterile Untersuchungshandschuhe,
- Einwegrasierer,
- Maßband/transparentes Lineal,
- transparentes Klebeband,
- Hautmarker/Kugelschreiber,
- Verbandschere,
- evtl. Verbandmaterial, Pflaster, sterile Kompressen usw.

Der Behälter mit dem Paraffinöl sollte so nah wie möglich am Patienten stehen, damit nach dem Auffüllen der Pipette, bzw. der Spritze keine Öltropfen auf den Boden, Möbel oder Kleidung gelangen. Das Gleiche gilt für Zellstoff- und Papiertücher zur schnellen Reinigung von Ölflecken und Ölresten. Bei jungen Patienten sollte man Pipetten einer Spritze vorziehen, da diese vor allem bei Kleinkindern weniger angstauslösend wirken.

4.2 Anamneseerhebung

Jede Fahndung nach verdächtigen Hautbefunden beginnt mit der Erhebung einer Anamnese. Sie startet mit der Frage, wann und von wem eine Hautveränderung erstmals beobachtet wurde und ob bzw. wie sich diese im Laufe der Zeit verändert hat (s. Tabelle 1, 5 und 9 in Kap. 5). Weiterhin wird man sich nach eventuellen dermatologischen Voroperationen und möglichen Risikofaktoren für eine Hautkrebserkrankung erkundigen.

4.3 Klinische Voruntersuchung

Während einer Ganzkörperuntersuchung muss zunächst das gesamte Integument des Patienten, der entkleidet vor dem Untersucher steht, bei ausreichend guter Beleuchtung von Kopf bis Fuß inspiziert werden. Auch Areale wie die behaarte Kopfhaut, Achselhöhlen, Finger- und Zehenzwischenräume, Hand- und Fußinnenflächen sind zu berücksichtigen. Wichtig ist eine adäquate Lichtquelle z. B. in Form einer mobilen Handleuchte. Um den Ablauf zu vereinheitlichen, geht man der Einfachheit halber am besten so vor, dass man am Kopf beginnt und sich bis zu den Füßen nach unten vorarbeitet. Die ungefähre Anzahl der gesamten melanozytären Läsionen kann an dieser Stelle gut abgeschätzt und im Anamnesebogen eingetragen werden. Auffällige oder suspekte Läsionen sollten mit einem Hautmarker großzügig umrandet oder mit einem Strich markiert werden, um ein späteres Wiederauffinden zu erleichtern. Die Markierung darf jedoch nicht im späteren Auflichtbild zu sehen sein. Unter Umständen kann eine Schnellbegutachtung einzelner Läsionen auch unter Zuhilfenahme eines Taschenauflichtmikroskopes erfolgen. Hierbei ist allerdings die Erfahrung des Untersuchers und der größere Zeitaufwand zu berücksichtigen. Bei Patienten, die schon in der Vorgeschichte an einem malignen Melanom erkrankt waren oder bei denen die Wahrscheinlichkeit einer akuten Melanomerkrankung sehr hoch ist, wird die Untersuchung durch Palpation der Lymphabflussbahnen und der nächstgelegenen Lymphknotenstationen vervollständigt. Zu inspizieren sind unbedingt auch kleine rötliche oder atypische Hautveränderungen, da es sich um kutane Filiae handeln könnte, die häufiger pigmentfrei in Erscheinung treten.

4.4 Auflichtmikroskopische Untersuchung

Der Patient wird auf einer Liege so gelagert, dass das betreffende Körperareal dem Untersucher möglichst in einer horizontalen Ebene bewegungsfrei und stabil zugänglich ist. Bei Patienten mit multiplen, dicht nebeneinander lokalisierten Pigmentmalen ist es sinnvoll, vorab eine Übersichtsaufnahme der betreffenden Region mit Markierung der Läsion anzufertigen. Nur so ist gewährleistet, dass im Falle der späteren Verlaufsbeobachtung eine bestimmte Hautveränderung wiederauffindbar ist. Außerdem kann man später neu entstandene Läsionen in diesem Körperareal objektiv ermitteln.

Nicht selten müssen vor der Makroaufnahme noch störende Haare mittels Rasur entfernt werden. Hierbei besteht die Gefahr, kleinere Blutungen zu induzieren, welche nicht nur im Bereich der Hautveränderung zu artefiziellen Fehlergebnissen der Analyse führen können. Selbstverständlich sind andere störende Faktoren wie Schmutz, Schminke, Stoffflusen, angrenzende Kleidungsstücke sowie Schmuck vorher zu entfernen.

Die Läsion ist eingangs nur bei schwach eingestellter Vergrößerung in der Übersicht (10fache Vergrößerung) zu betrachten. Die Oberflächenstruktur mit ihren typischen Lichtreflexen, Hautfelderlinien, Schuppungsprozessen, Fettbelägen und Unebenheiten wird zunächst im Nativzustand ohne Ankopplungsmedium beurteilt. Zur Darstellung des Stratum papillare und der oberen Dermisschichten muss die Epidermis in einem zweiten Untersuchungsschritt transluzent gemacht werden. Zu diesem Zweck können Immersionsöl, Paraffinum subliquidum, Rhizinusöl, pflanzliche Öle oder auch andere Flüssigkeiten (Wasser, Desinfektionslösungen) auf der Haut zur Anwendung kommen. Dickflüssige Öle sind vorzuziehen, wenn größere Unebenheiten der Hautoberfläche ausgeglichen werden müssen (z.B. postoperative Läsionen, papillomatöse oder noduläre Hauttumore, Ulzerationen). Flüssigkeiten wie alkoholische Hautdesinfektionsmittel verursachen oft viele kleine Luftbläschen. Paraffinöl hat sich bei eigenen Untersuchungen als optisch günstig und nicht hautreizend erwiesen. Bei schwachen Vergrößerungen (10- bis 20fach) können Kriterien i. S. der ABCDE-Regel erfasst werden. Eine abschließende visuell analytische vitalhistologische Begutachtung geschieht mit höherem Vergrößerungsfaktor, mindestens 30fach. Das Aufsetzen des Auflichtmikroskopes auf die Haut muss bei stärkeren Vergrößerungen unter Blickkontrolle von außen erfolgen, da ansonsten kleinere Läsionen schnell aus dem Blickwinkel verschwinden. Die Fußplatte eines Kamerasystems wird ebenfalls unter externer Sichtkontrolle direkt auf die zu fotografierende Veränderung gesetzt. Um Kapillaren nicht zu anämisieren, darf der Andruck der Fußplatte nicht zu stark sein. Mit herkömmlichen Kamerasystemen gelingt zur Anfertigung der Aufnahme eine qualitativ befriedigende direkte Blickkontrolle nur eingeschränkt, da das Sucherbild durch ein vorgeschaltetes Balgengerät ziemlich lichtschwach erscheint. Eine kräftige Lichtquelle von außen, z.B. Operationsleuchte, erleichtert das Fokussieren. Mit einer Videokamera, die bewegte Bilder „live" liefert, kann man diese Probleme umgehen. Bei unterschiedlich starkem Druck auf die Haut verändert sich der sichtbare Kapillaranteil. Starker Druck lässt daher abrupte Abbrüche einiger Kapillaren erkennen. Es wäre falsch, aufgrund der sichtbaren Kapillaranteile auf deren Gesamtlänge schließen zu wollen, denn immer nur das durchströmende Blut, nicht aber die Gefäßwand ist identifizierbar. Kapillaren und Gefäßwände können jeweils unabhängig voneinander ihre Breite verändern [19].

4.5 Follow-up-Untersuchung

Im Rahmen von Screeninguntersuchungen stellt sich dem Untersucher immer wieder die Frage, für welche Läsionen Exzisionsempfehlungen auszusprechen sind. In Zweifelsfällen ist man eher geneigt, professionelle Weiterbeobachtung der Läsion einer sofortigen Operation vorzuziehen. Bei einer Verlaufsbeobachtung ist allerdings die Mitarbeit des Patienten vorauszusetzen. Für den genauen visuellen Vergleich einer Einzelläsion sind im Rahmen eines Follow-up folgende Umstände zu fordern:

Die Wiedervorstellung des Patienten ist je nach erstmalig festgestelltem Dringlichkeitsgrad, spätestens aber in 3 bis 6 Monaten erforderlich; die betreffende Hautveränderung muss dokumentiert worden sein (z.B. Foto, digitale Aufnahme), evtl. sind auch Messwerte (Durchmesser, Fläche, Symmetrieachsenverlauf etc.) vorhanden; die Bilder der Läsion müssen rasch verfügbar sein; die Dokumentation soll jeweils unter gleichen Bedingungen erfolgen (standardisierte Beleuchtung, Aufnahmeachse etc.); der Beobachter sollte nach Möglichkeit immer die gleiche Person sein, da interpersonelle subjektive Faktoren die Beurteilung beeinflussen können; die Aufnahmequalität lässt eine Differenzierung auch kleinster Veränderungen zu, idealerweise liegen Aufnahmen in transparenter Form vor und sind übereinander projizierbar.

5 Tabellarische Diagnosesysteme

Verschiedene Diagnosemerkmale, zusammengestellt in tabellarischer Form, sind in der Vergangenheit zur überwiegend klinischen und makroskopischen Abgrenzung maligner Melanome von benignen Pigmentzelltumoren entwickelt worden. Sie stellen im Prinzip eine Zusammenfassung häufig vorkommender klinischer melanomtypischer Phänomene dar. Vor allem in Bezug auf den Durchmesser der Läsion sowie auflichtmikroskopische bzw. vitalhistologische Aspekte existieren bisher keine einheitlichen Beurteilungskriterien. Besonders hervorzuheben ist die Tatsache, dass ein nicht unerheblicher Teil der in täglicher Praxis vorkommenden malignen Melanome oder kutanen Melanommetastasen eine fast völlig symmetrische Architektur mit Durchmessern von weniger als 6 mm und amelanotische Veränderungen aufweist [5, 7, 33, 36, 44, 45, 48, 50, 63, 68, 69, 83]. Im klinischen Alltag wird häufig auf die ABCDE-Regel verwiesen als gemeinhin gültige Richtlinie der Melanomdiagnostik [12, 25, 81]. Diese Regel ist nach heutigen Maßstäben und vor allem im Hinblick auf die Diagnostik initialer, kleiner und hypomelanotischer, gefäßbetonter Melanomformen und kutaner Metastasen kritisch zu bewerten. Zahlreiche aussagekräftige Charakteristika maligner Melanome sind in Übersichtvergrößerungen (10fach) visuell nicht zu erfassen. Eine exakte Untersuchung malignitätsverdächtiger pigmentierter Läsionen impliziert die Suche nach vitalhistologischen Dignitätskriterien. Auf die im Folgenden angeführten Tabellen wird in den einzelnen Kapiteln gesondert hingewiesen.

Tabelle 1. Sieben-Punkte-Checkliste zur klinischen Melanomdiagnose. (Nach MacKie [35])

1. Subjektive Empfindungsstörung
2. Durchmesser der Läsion ≥ 1 cm
3. Wachstumstendenz
4. Unregelmäßige Begrenzung
5. Unregelmäßige Pigmentierung
6. Entzündungszeichen
7. Krustenbildung mit Blutung und Nässen

Bewertung
Das Auftreten von mindestens zwei der aufgeführten Kriterien deutet auf Malignität.

Tabelle 2. Vitalhistologische Kriterien maligner Melanome. (Nach Ehring et al. [19])

1. Pigmentierung aller Epidermisschichten einschließlich des Stratum corneum
2. Fehlende Koriumpapillenbegrenzung
3. Stark pigmentierte Zellnester, die bis in das Korium hinabziehen
4. Stark vermehrte und abnormal verzweigte Kapillargefäßnetze
5. Hämatogene Pigmentierungen verschiedenen Alters
6. Entzündliche Infiltrate

Bewertung
Das Auftreten von zwei bis drei dieser Kriterien spricht für malignes Wachstum.

Tabelle 3. ABCDE-Checkliste zur klinischen Melanomdiagnostik. (Nach Rigel et al. 1985 [44])

A Asymmetrie
B Begrenzung unregelmäßig
C Colorit unregelmäßig
D Durchmesser >5 mm
E Elevation

Bewertung
Jede Pigmentläsion, die durch asymmetrische Konfiguration, irreguläre Begrenzung, unterschiedliche Farbtöne, im Durchmesser größer als 5 mm und erhabene Tumoranteile charakterisiert ist, sollte vorsorglich exzidiert werden.

Tabelle 4. Klinische Bewertungskriterien maligner Melanome. (Nach Rassner [42])

Form	Asymmetrie in der Grundfläche Asymmetrie im Profil (exzentrisch-papulös, höckrig)
Begrenzung	Teilweise unscharf Unregelmäßig (polyzyklisch, ausgefranst)
Farbe	Atypisch (blauschwarz, rotbraun) Inhomogen (2 oder >2 Farbkomponenten, z. B. braun-grau-rot)
Durchmesser	>6 mm

Bewertung
Das Auftreten von mindestens zwei oder mehrerer der aufgeführten Kriterien deutet auf Malignität.

Tabelle 5. Drei-F-Regel zur Melanomdiagnostik. (Nach Hundeiker [28])

Veränderungen einer mehr oder weniger pigmentierten Läsion in
- Form
- Farbe
- Fläche

deuten auf malignes Wachstum

Tabelle 6. ELM-Score-Tabelle zur Melanomdiagnose. (Nach Kreusch et al. [32])

Kriterien	Punktzahl
Durchmesser der Läsion >5 mm	1
Unregelmäßige Randbegrenzung	1
Hautoberflächenfelderung fehlt	1
Schuppen, Erosion, Exkoriation	1
Kapillargefäße	1
Mehrkomponentenaufbau	3
Grauer Farbton	3
Melanophagen	6
Pseudopodien	10
Regressiver Umbau	10
Melanomverdacht	Gesamtpunktzahl 10–14

Tabelle 7. ABCD-Regel der Dermatoskopie (*ABCD* Asymmetrie, Begrenzung, Colour, Differentialstruktur). Definition: Semiquantitatives Beurteilungsschema zur Berechnung eines Dermatoskopiepunktwertes (DPW) zur Gradierung einer Läsion hinsichtlich ihrer Malignität. (Nach Stolz et al. [81])

Merkmal	Ausprägung	Punktzahl	Faktor[a]
Asymmetrie	In 0, 1 oder 2 Achsen	0–2	×1,3
Begrenzung	Abrupter Abbruch des Pigmentmusters in 0 bis 8 Segmenten	0–8	×0,1
Colour	Weiß, rot, hellbraun, dunkelbraun, blaugrau, schwarz	1–6	×0,5
Differential-struktur	Netzwerk, strukturlose Areale, Punkte, Schollen, Streifen	1–5	×0,5

Auswertung
DPW >5,45: malignes Melanom sehr wahrscheinlich (Grenzbereich: 4,75–5,45).
DPW <5,45: gutartiges Pigmentmal sehr wahrscheinlich.

Die diagnostische Genauigkeit wird mit 92,2% angegeben – etwa 9,7% benigner melanozytärer Nävi werden nach der Dermatoskopieregel falsch als maligne überdiagnostiziert.

Cave: amelanotische oder knotige Melanome können auch niedrige Punktwerte (<5,45) aufweisen.

Bei einem DPW zwischen 4,75 und 5,45 sollten zusätzliche Informationen, z. B. weißliche regressive Areale, Gefäßmuster oder weitere Pigmentmerkmale mitgewertet werden.

Die Kriterien der modifizierten ABCD-Regel sind im allgemeinen in Übersichtsaufnahmen, also bei ca. 10facher Vergrößerung erkennbar und daher als dermatoskopische Charakteristika zu bezeichnen. Daneben gibt es noch zahlreiche weitere Merkmale, die oftmals erst bei stärkeren Vergrößerungen identifiziert werden können.

[a] Koeffizient für die Berechnung des Dermatoskopie-Punktwertes (DPW).

Tabelle 8. ELM-Stufenprotokoll zur Melanomdiagnose. (Nach Kenet et al. [29])

1. Mehrkomponentenaufbau
2. Noduläres Muster (knotenartige, dunkle und dichte Pigmentkonzentration)
3. Pseudopodien
4. Radiäre Ausläufer
5. Unregelmäßige Ausziehungen
6. Weißliche Schleier
7. Blaugraue Areale
8. Periphere Pigmentpunkte
9. Betonung der Kapillargefäße
10. Unregelmäßiges Pigmentnetz
11. Abrupter Abbruch des Pigmentnetzwerkes
12. Baumartige periphere Verzweigungen des Netzwerkes
13. Periphere dunkle Netzfragmente
14. Variabilität in der Trabekeldicke

Bewertung
Zwei oder mehrere der oben genannten Kriterien deuten auf Malignität.

Tabelle 9. Revidierte Sieben-Punkte-Checkliste zur klinischen Melanomdiagnostik. (Nach Healsmith et al. [25])

Drei dynamische Charakteristika	Vier Nebenmerkmale
Änderung der Läsion in • Größe • Farbe • Beschaffenheit	Durchmesser mindestens 7 mm Missempfindungen Nässen mit Krusten und Blutung Entzündungszeichen

Tabelle 10. Auflichtmikroskopische Merkmalshäufigkeiten maligner Melanome und benigner Pigmentzelltumore. *MM* maligne Melanome; *DY* dysplastische Nävi; *SN* Spindelzellnävi; *CN* Compoundnävi; *DN* dermale Nävi; *JN* Junktionsnävi. (Nach Schulz [59])

Merkmal	MM	DY	SN	CN	DN	JN
1. Graublaues/gelbliches/rötliches sakkuläres Muster (Sacculi)	>	–	–	–	–	–
2. Regressionszonen mit randständigen Melanophagen	≫	>	–	(+)	(+)	–
3. Areale mit gleichmäßig verteilten Gefäßektasien	≫	+	+	(+)	–	–
4. Brown/black dot vor blauem/ grauem Hintergrund	≫	+	+	–	–	–
5. Tumorrand-ständige Pigmentierungsabbrüche	≫	≫	(+)	(+)	–	–
6. Weißliche Schleier („whitish veil")	>	–	(+)	–	–	–
7. Pseudopodienartige Randzone	(>)	(+)	(+)	–	–	–
8. Radial streaming	(>)	–	+	–	–	–
9. Blue-in-pink area	≫	(>)	+	–	(+)	–
10. Tiefes blaugrau-/braunes Netzfragment	>	–	–	–	–	–
11. Mikroskopische Blutseen	(>)	(+)	–	–	–	–
12. Alabastergipsartige Lakunen	(>)	–	–	–	–	–
13. Grau-blaue dendritische Trabekel	≫	≫	(>)	+	+	(+)
14. Grau-blaue zentropapilläre Globuli	(>)	(>)	>	(>)	(>)	+
15. Bizarre Netzmuster	>	(>)	(+)	(+)	–	–
16. Inverses Pigmentnetz	(>)	(+)	(>)	–	–	–
17. Angiektatisches Basismuster	+	(+)	(>)	–	–	–
18. Shade of greyish-blue in pink	≫	≫	(>)	+	(>)	+

Zeichenerklärung: *(+)* 1–5%; + 6–10%; *(>)* 11–20%; > 21–30%; ≫ >31%.

Tabelle 11. Auflichtmikroskopisch-vitalhistologisches Bewertungsprotokoll für dysplastische Nävi und maligne Melanome. (Nach Schulz [55, 57, 58])

Merkmal	Punktwert
1. Multiple unstrukturierte graue Pigmentverdichtungen (>0,35 mm)	11
2. Graublaues/gelblichbraunes sakkuläres Muster	11
3. Weißlich- oder bläulich-opake Schleier	10
4. Melanophagen-Pseudotrabekel (im Gesicht)	10
5. Tieflokalisiertes graublaues/-braunes Netzfragment	10
6. Blutaustritte aus Gefäßektasien	8
7. Graublaue Globuli und Stäbchen (>0,15 mm) oder Areale mit stark pigmentierten zentropapillären Globuli	7
8. Alabastergipsartige Lakunen	7
9. Regressionszonen mit randständigen Melanophagen	7
10. Angiektatisches Grundmuster mit punktförmigen oder polymorphen Gefäßen	7
11. Weißlich-opake Septen	5
12. Blue-in-pink area	5
13. Areal mit gleichmäßig verteilten Kapillaren	5
14. Pseudopodienartige Randzone	5
15. Radial streaming (digitiforme Ausläufer)	5
16. Brown/black dot vor blaugrauem Hintergrund	5
17. Abrupter Pigmentabbruch in den Trabekeln	3
18. Graublaue dendritische Trabekel	3
19. Graublauer Schatten in pink	3
20. Mehrkomponentenaufbau (>2)	3

Gesamtpunktwert
6–10: Dysplasieverdacht
>10: Melanomverdacht

Tabelle 12. Auflichtmikroskopische Merkmale von Spindel-/Epitheloidzellnävi zur Abgrenzung von malignen Melanomen. (Nach Schulz [60])

Merkmal	Spezifität/ Sensitivität in [%]
Radiärstriäre Basisarchitektur	99/68
Zonen- oder kokardenartiger Aufbau	97/54
Vereinzelte oder ringförmig angeordnete periphere graublaue Pseudopodien	97/18
Ringförmige oder zentroläsionale Areale mit grauschwarzen zentropapillären Globuli	89/25
Symmetrische Struktur	80/88
Perivasale Melanophagen (vor allem Epitheloidzellnävi)	Keine Angaben
Inverses Netzmuster (vor allem Epitheloidzellnävi)	Keine Angaben

Tabelle 13 s. S. 23

Tabelle 14. Kosmetologische Basisdiagnostik von Haar- und Nagelveränderungen. *HZ* Haarzustand; *MHZ* mikroskopischer Haarzustand; *NZ* Nagelzustand. (Nach Schulz [66])

Kate- gorie	Ohne Mikroskop HZ	Mit Mikroskop MHZ	Ohne Mikroskop NZ
I	Normal, Haar fühlt sich weich und trocken an	Normal, Kopfhaar- dichte: $170-300/cm^2$	Nagelplatte und Umgebung gepflegt und gesund
II	Verminderung der Haardichte	Verminderte Kopf- haardichte: $<170/cm^2$	Kosmetologische Fehler
III	Haarbruch und Haar- schaftveränderung, Seborrhoe	Haarspliss, Schaftbruch, Trichorrhexis nodosa, Torsionshaar, Trichonodosis	Verfärbungen der Nagelplatte und/oder Nagelbett
IV	Hirsutismus (Oberlippe, Kinn, Brust, Pubes)	Schüppchenbelag, Fettbelag	Verformungen der Nagelplatte
V	Hypertrichose, (keine Beteiligung der Pubes)	Ausrufungszeichen- Haare	Brüchigkeit der Nagelplatte
VI	Hypotrichose, um- schrieben oder diffus	Haarfollikel ohne zentralen Haarschaft	Störungen der Nagelumgebung

Tabelle 13. Kosmetologische Basisdiagnostik der Hautzustände. *HPT* Hautpigmentierungstyp; *HEZ* Hautelastizitäts-zustand; *HOZ* Hautoberflächenzustand; *PN* Pigmentnetz; *VG* Vaskularisierungsgrad; *in Kursivschrift* Übergangsmöglichkeiten zu pathologischen Zuständen. (Nach Schulz [66])

Kategorie	Ohne Mikroskop/ HPT	Ohne Mikroskop/ HEZ	Mit Mikroskop/ ohne Öl/HOZ	Mit Mikroskop/ mit Öl/PN	Mit Mikroskop/ mit Öl/VG
I	Weißlich-blass, oft Sommersprossen, immer Sonnenbrand, Haare: weiß bis hellblond	Faltenfrei, glatt	Normaler Turgor, normale Hautfelderung	Nicht vorhanden	Keine oder sporadische Punktkapillaren
II	Hell-blass, meistens Sonnenbrand, Haare: blond, seltener dunkel	Persistierende kurze Fältchen in mimischen Regionen	*Exsikkation, Sebostase, Schüppchen*	Stellenweise schwach angedeutet, gelblich-braun	Regelmäßig verteilte Punktkapillaren
III	Gering pigmentiert, selten Sonnenbrand, Haare: meist dunkelblond	Persistierende lange Fältchen im Verlauf der RSTL	*Hochgradige Exsikkation korneale Einrisse, Hornplaques*	Hellbraun, nur in UV-bestrahlten Zonen	*Ausgeprägte Punkt- und Komma-kapillaren*
IV	Dunkler Teint, kaum Sonnenbrand, Haare: dunkelbraun bis schwarz	*Multiple flache Falten in mimischen und anderen Zonen*	*Verstärkte Durchfeuch-tung, Hyperhidrose, Quellung*	Hell- bis dunkelbraun, doppelkonturig in UV bestrahlten Arealen	*Sporadische Horizontalgefäße*
V	Dunkelhäutige Rassen nie Sonnenbrand, Haare: schwarz, seltener dunkelblond	*Multiple lange elastotische Furchen*	*Verstärkte Fett-produktion, Seborrhoe*	Unbestrahlt überall ausgeprägt, dunkelbraun, doppelkonturig	*Ausgedehnte horizontale und vertikale Ektasien (Couperose)*
VI	Schwarzafrikaner, Haare meist schwarz	*Tiefe elastotische Einsenkungen, wulstige Falten*	*Exzessive Fettproduktion, Seborrhoea oleosa*	Schwarzbraun, unbestrahlt überall ausgeprägt doppelkonturig	*Großkalibrige Gefäßnetze*

Lokalisationen: 1. Gesichtsmitte; 2. seitliche Gesichtspartie; 3. Stirn; 4. Augen und Umgebung; 5. Nase; 6. Lippen und Umgebung; 7. Ohren; 8. Halsausschnitt; 9. Brust, Thorax vorne ; 11. Oberbauch; 12. Unterbauch, Unterleib; 13. Rücken; 14. Gesäß; 15. untere Extremitäten

Tabelle 15. Spezifität und Sensitivität auflichtmikroskopischer Melanomkriterien. (Nach Schulz et al. [37, 49, 65])

Melanommerkmale	Spezifität/ Sensitivität in [%]
1. Weißlich-opake Septen	100/23
2. Graublaues/gelbliches/rötliches sakkuläres Muster	100/22
3. Tiefes graublaues/braunes Netzfragment	100/21
4. Mikroskopische Blutseen (Mikrohämorrhagie)	100/16
5. Alabastergipsartige Lakunen	99/15
6. Blue-white veil	97/30
7. Pseudopodienartige Randzone	97/18
8. Radial streaming	96/15
9. Regressionszonen mit randständigen Melanophagen	96/41
10. Inverses Pigmentnetz	95/21
11. Areal mit Kapillarektasien	89/41
12. Brown/black dot vor blaugrauem Hintergrund	86/47
13. Blau-in-pink area	86/36
14. Tumorrandständige Pigmentierungsabbrüche	81/43
15. Periphere braune/schwarze Punkte	85/33

Tabelle 16 s. S. 25

Tabelle 17. Auflichtmikroskopische Merkmale kutaner Melanommetastasen. (Nach Schulz [69])

1. Periläsionale streifenförmige Melanomzellinfarkte der Gefäße
2. Periläsionale fleckförmige graue Pigmentverdichtungen
3. Mikroskopische Hämorrhagien aus ektatischen Gefäßen
4. Basismuster aus polymorphen und/oder aneurysmatischen Gefäßektasien
5. Umschriebene Areale mit polymorphen Gefäßfiguren
6. Periläsionale Erytheme
7. Sakkuläres Muster

Tabelle 16. Auflichtmikroskopisch-vitalhistologische Stufendiagnostik kleiner Pigmentzelltumore. (Nach Schulz [67])

I (eher benigne)	II (benigne/maligne)	III (eher maligne)	IV (mit großer Wahrscheinlichkeit maligne)
Basisarchitektur: zonen-, kokardenartig oder radiärstriär	Abrupte Pigmentabbrüche in den Trabekeln	Mindestens 2 Merkmale aus II	Mindestens 2 Merkmale aus II und/oder III
Areal mit grauschwarzen zentropapillären Globuli, ringförmig oder zentroläsional	Periphere braune/ schwarze Punkte	Periläsionales Erythem aus ektatischen Kapillaren	Blue-white veil
Periphere graublaue Pseudopodien, vereinzelt oder ringförmig angelegt	Perivasale Melanophagen	Multiple periphere graue Pigmentverdichtungen	Tiefes graublaues/ -braunes Netzfragment
	Inverses Netzmuster	Pseudopodienartige Randzone	Weißlich- oder bläulich-opake Septen
	Brown/black dot vor blauem/ grauem Hintergrund	Areale mit grauschwarzen zentropapillären Globuli	Mikroskopische Blutseen (Mikrohämorrhagie)
	Regressionszonen mit randständigen Melanophagen	Perifollikuläre grauschwarze Pigmentringe	Basismuster: polymorphe und/oder aneurysmatische Gefäße
		Radial streaming	Areal mit punktiformen, polymorphen und/oder horizontal verlaufenden Gefäßen
		Blue-in-pink area	Sakkuläres Muster (rotblau, rötlich-braungrau, blaugrau)
		Melanophagen-Pseudotrabekel (z. B. Gesicht)	Periläsionale graue Streifen (Melanomzellinfarkte)
		Diffus verteilte Melanophagentrabekel	
		Alabastergipsartige Lakunen	

6 Diagnostik mittels digitaler Videogeräte

Anhand bewegter Aufnahmen bei laufender Videokamera und soeben angefertigter Standbilder in der Übersichtvergrößerung können meistens recht zuverlässige Aussagen und Verdachtsdiagnosen über eine Läsion gemacht werden. In schwierigen Fällen (z.B. atypische bzw. dysplastische Nävi, kutane Filiae, seltene Hauttumoren etc.) ist man hierbei jedoch auf die Zusatzinformationen der Detailaufnahmen in mindestens 30facher Vergrößerung angewiesen. Die Trefferquote, also der Anteil der richtig gestellten Diagnosen im Vergleich mit der Histologie, ist dabei neben der Aufnahmequalität abhängig von der Erfahrung des Untersuchers. Teilweise kommt es vor, dass aufgrund des auflichtmikroskopischen Befundes die spätere histologische Diagnose angezweifelt werden muss. Direkt im Anschluss an die Nativaufnahme gewinnt man besonders den Bildern mit seitlicher Beleuchtung diagnostisch wertvolle Informationen ab, z.B. Erhabenheitsgrad und Oberflächenbeschaffenheit des Hautreliefs. Bereits in der Übersichtsvergrößerung sind die Kriterien der klassischen ABCD-Regel (s. Tabellen 1, 3, 4, 5 in Kap. 5) überprüfenswert. Bei größeren malignen Melanomen ist die Hautfelderung in den meisten Fällen zumindest teilweise aufgehoben. Besonders exophytische Wuchsformen entwickeln infolge der fortschreitenden Zerstörung der physiologischen Morphologie eine glatte Oberfläche. Diese weist häufig intensivere Lichtreflexe auf als die umgebende gesunde Haut. Eine Erhabenheit zeigt sich durch Schattenbildung bei seitlicher Beleuchtung. Als weiteres Indiz für Wachstum und Aktivität gilt die Schuppenbildung (scaling). Schuppung kommt dadurch zustande, dass sich infolge fokaler Proliferation atypischer Melanozyten im Stratum basale und einer meist überdurchschnittlichen transepidermalen Pigmentausschleusung obere Keratinlagen von unten her über das Hautniveau abschilfern. Dieses Phänomen ist bei Malignomen fast immer deutlicher vorhanden als bei flachen benignen Nävi. Eigenschaften wie Ausprägung des Oberflächenreliefs, Krustenauflagerungen, Blutungen oder Behaarung geben weitere differenzialdiagnostische Hinweise. So besitzen die meisten seborrhoischen Keratosen eine typische gepunzte Oberfläche mit zahlreichen Pseudohornzysten und komedonenartigen Hornpfröpfen, wohingegen bei exophytischen und invasiven malignen Melanomen eher mit borkigen Hyperkeratosen oder krustenartigen Auflagerungen zu rechnen ist.

Basalzellkarzinome sind besonders an oberflächlich verlaufenden (aufgelagerten) Teleangiektasien, baumartigen Gefäßverästelungen mit stark schwankenden Kalibern und gestreckten Gefäßverläufen erkennbar. Typisch ist weiterhin ein „perlschnurartiger" Randwall im Übergangsbereich zur gesunden Haut. Bei flachen Basalzellkarzinomen kann diese aufgeworfene Randbegrenzung den einzigen klinischen Hinweis für die Diagnose geben. Bereits geringe mechanische Irritationen, z.B. infolge der Untersuchung, führen bei bösartigen Hautveränderungen oft zu spontanen Makro- und Mikrohämorrhagien. Im Falle einer akuten Blutung verringert sich der Informationsgehalt der Aufnahmen. Dies gilt auch für Verletzungen, die beispielsweise versehentlich als Folge einer Rasur vom Untersucher induziert wurden. Blutkrusten geben einen Hinweis auf Blutungen, die erst kürzlich stattgefunden haben müssen.

Die Differenzialstruktur innerhalb eines Hauttumors ist generell nur im ELM-Bild, also unter Flüssigkeitsimmersion, analysierbar. Auch hier werden zunächst die Kriterien der ABCD-Regel überprüft. Faktoren wie Asymmetrie, Begrenzung oder Farbmerkmale sind jetzt besser beurteilbar als in der Nativaufnahme, da keine oberflächlichen Lichtreflexe den Einblick in die Tiefe verhindern. Demgegenüber ist die Oberflächenbeschaffenheit oder eine Erhabenheit unter dem Ankopplungsmedium nicht hinreichend beurteilbar. Bei melanozytären Läsionen ist die Homogenität der Pigmentierung sowie das Basismuster von besonderem Interesse. Nahezu hautfarbene Areale innerhalb eines Pigmenttumors deuten auf Regressionsvorgänge, die Hinweise auf Dysplasie bzw. Malignität geben können. Unter stärkerer Vergrößerung ist es ebenfalls möglich, neben den retikulären Strukturen weitere Merkmale wie z.B. Gefäßphänomene, transepidermale Melaninausschleusung und Melanophagenagglomerate zu erkennen.

Einige Anbieter von Videosystemen (z.B. microDerm-Videosystem der VISIOmed AG, Bochum) liefern eine Software für Bildanalyseverfahren. Hierbei dient die auf Algorithmen basierende Bilderkennung der Messung und Quantifizierung von Läsionsasymmetrien, Grenzlinienunregelmäßigkeiten, Kolorierungsdifferenzen, Durchmessern, Umfängen und Flächeninhalten (Abb. 4). Im Hinblick auf die Asymmetrie (A) einer Läsion ist zu überprüfen, in wie vielen Achsen eine gedachte Spiegelung möglich ist (Abb. 5). Im Binärbild sind die beiden Hauptachsen zu berechnen, an denen die Veränderung gespiegelt wird. Der Asymmetrieindex umfasst den Prozentbereich von 0 bis 100 %. Ein großer Anteil maligner Melanome ist in keiner Achse spiegelbar, womit der Asymmetrieindex hoch liegt. Die Begrenzung (B) einer Läsion ist durch Schärfe, Form und Art der Umrandung charakterisiert. Zwei Typen von Begrenzungsirregularitäten spielen eine Rolle, die groben Formunregelmäßigkeiten und die feinere Rauigkeit (Abb. 6). Als Standardmaß dient die Kompaktheit. Sie ist definiert als das Verhältnis des Umfangs zum Quadrat der Fläche. Der Algorithmus für die Kompaktheit des idealen Kreises ist mit 1,0 angegeben. Hohe Werte bedeuten, dass die Begrenzungslinie relativ groß ist gegenüber der Fläche. Ein erheblicher Prozentsatz maligner Melanome weist unregelmäßige und polyzyklische Rand-

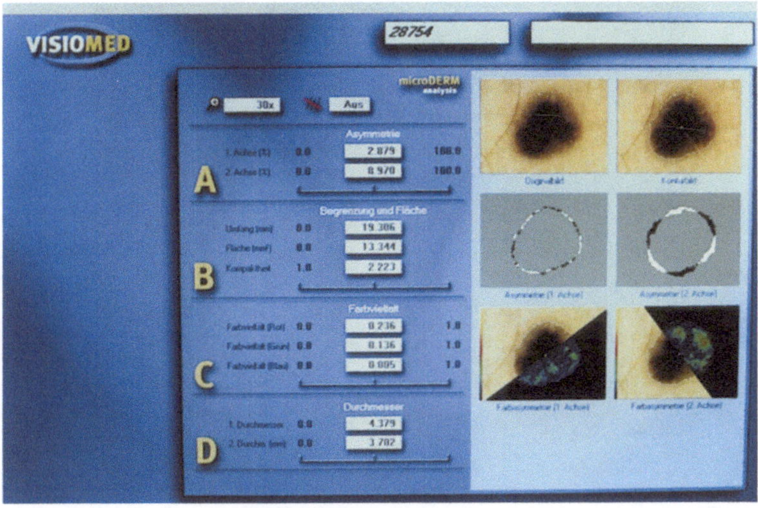

Abb. 4. Auflichtmikroskopische Bildanalyse mit dem microDerm-Videosystem am Beispiel eines verrukösen Melanoms

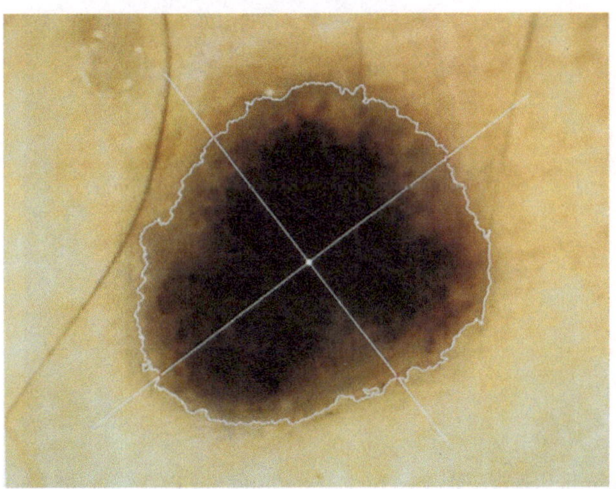

Abb. 5. Videoauflichtmikroskopische Darstellung der Symmetrieachsen

begrenzungen auf. Die relative Chromatizität einer Farbe (Color: C) ist definiert als die Differenz des normalisierten Wertes dieser Farbe im Tumorgebiet und dem normalisierten Wert des Hintergrundes. In ELM-Aufnahmen vorhandene Kolorierungsmuster sind einer Farbskala mit den

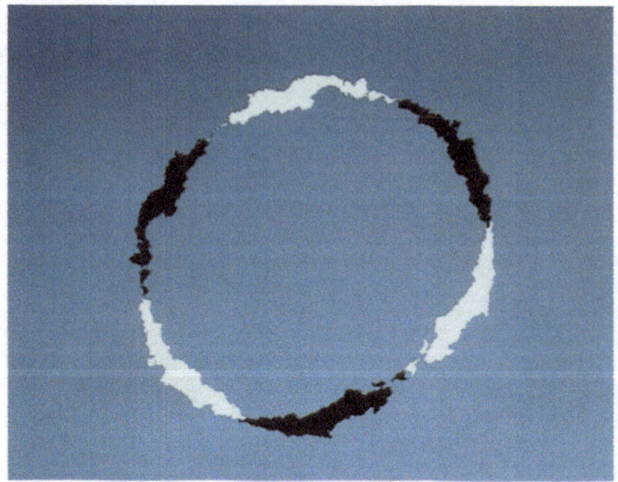

Abb. 6. Videoauflichtmikroskopische Darstellung der Begrenzungsirregularitäten

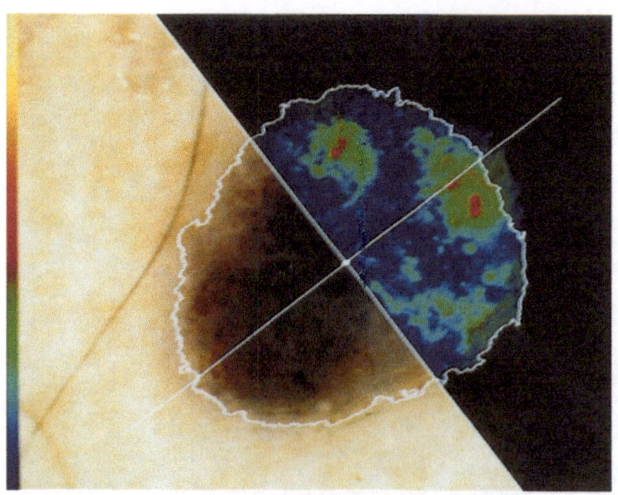

Abb. 7. Videoauflichtmikroskopische Darstellung der Farbvielfalt

Spektralfarben rot, grün und blau zugeordnet. Die Farbvielfalt einer dieser Spektralfarben drückt sich in den Werten 0,0 bis 1,0 aus, eine Farbvielfalt von z. B. 0,25 bedeutet, dass 25 % der Farbtönungen vom Normalwert abweichen. Nahezu 80 % der malignen Melanome zeigen mehr als zwei Farbnuancierungen (Abb. 7). Für die Ermittlung des Durchmessers (D) werden

der Schwerpunkt der Läsion und die Hauptachsen bestimmt. Die Schnitt-
punkte mit der Begrenzung ergeben den ersten und zweiten Durchmesser.

Bei der Schlussbeurteilung verknüpft man gedanklich die beobachte-
ten Kriterien mit den Informationen aus der Anamnese und den Befunden
der klinischen Untersuchung. Zudem bereichert der Erfahrungsgewinn aus
ähnlichen, früher analysierten Fällen die diagnostischen Fähigkeiten des
Untersuchers. Eine kritische Auswertung dient dem behandelnden Arzt zur
Planung der therapeutischen Strategie, wobei in der Regel zwischen Operation (Probebiopsie, Exzisionsbiopsie, Exzision) oder Weiterbeobachtung
(follow-up) entschieden werden muss. Im Falle einer Operationsindikation
lässt sich im Zusammenhang mit anderen präinvasiven Untersuchungs-
methoden (v.a. 20-MHz-Sonographie) der erforderliche Exzisions-Sicher-
heitsabstand ermitteln.

7 Makroskopische und mikroskopische diagnostische Kriterien

Der erste Block mit relevanten Merkmalen von Hautveränderungen umfasst Kriterien des Nativzustandes und der Bildqualität. In weiteren Abschnitten werden die wichtigsten, in die Auflichtebene projizierten Phänomene besprochen, wie sie sich in mikroskopischen Immersionsaufnahmen darstellen.

7.1 Gesunde und veränderte Haut im Nativbild

- Lokalisation, Hautpigmentierungstyp, Oberflächenrelief (Felderhaut: Stamm, Extremitäten; talgdrüsenreiche Haut: behaarter Kopf, Gesicht; Leistenhaut: Palmo-Plantarregion)
- Hautoberflächenzustand, Hautelastizitätszustand (s. Tabelle 13, Kap. 5)
- Grad der Keratinisierung (z. B. Hyperkeratose, Hypokeratose)
- Vorliegen von Schuppenauflagerungen
- Hautatrophie (z. B. aktinisch, sklerodermiform, medikamentös)
- Erkennbarkeit von Haar-Talgdrüsen, ektopischen Talgdrüsen, Schweißdrüsen
- Vorliegen von makroskopischen Blutungen oder Krusten (z. B. mechanogen, spontan, tumorbedingt)
- Exogene Verunreinigung (z. B. Textilfaser, Schmutz, Schminke, exogenes Pigment, Ölreste einer Ölimmersion)
- Intraläsionaler dunkler Fleck (exzentrisch, peripher, zentroläsional)
- Symmetrie (Möglichkeit der imaginären Spiegelung der Läsion in 1, 2 oder keiner Achse, entsprechend dem „A" der ABCD-Regel)
- Art der Begrenzung (scharf, unscharf, auslaufend etc.)
- Form der Begrenzung (z. B. rund, ovalär, polyzyklisch, trapezoid, petaloid, entsprechend dem „B" der ABCD-Regel)
- Randmuster (z. B. glatt, unregelmäßig, abrupt abbrechend, gefranst)
- Kolorierung mit Anzahl der Farben und Beschreibung der Farbtöne, entsprechend dem „C" der ABCD-Regel
- Durchmesser, z. B. größer oder kleiner als 6 mm, entsprechend dem „D" der ABCD-Regel
- Erhabenheit (exophytisch, im Hautniveau, endophytisch)
- Oberflächenform (z. B. keratotisch, verrukös, papillomatös, knotig, glatt, ulzeriert, erosiv, fibrinös, exkoriiert)

- Quantifizierung von Knoten unter Berücksichtigung melanomtypischer exzentrischer Knoten

7.2 Gesunde und veränderte Haut unter Ölimmersion

- Beurteilung von Pigmentnetz und Vaskularisierungsgrad (s. Tabelle 13, Kap. 5)
- Feststellung von Atrophiezeichen anhand der Gefäßbeschaffenheit
- Beurteilung der Follikelostien (Terminalhaar-, Vellushaar-, Talgdrüsenfollikel, Schweißdrüsenfollikel, ektopische Talgdrüsen)
- Symmetrie, Begrenzung, Farbtönung, Durchmesser, dunkler Fleck, wie oben
- Randmuster (z. B. glatt, fließende Übergänge, unregelmäßig, radiär-striär, gefranst, Pseudopodien, „radial streaming")
- Terrassenphänomen bei exophytischen Tumoren
- Mikroskopische Blutseen (Mikrohämorrhagie, mechanisch, spontan, tumorbedingt)
- Pseudohornzysten, komedonenartige Hornpfröpfe als häufige Merkmale seborrhoischer Keratosen
- Art des Grundmusters bei Pigmentzelltumoren (retikulär, globulär, schollig, angiektatisch, radiär-striär, kokardenartig, zonenartig, diffus pigmentiert, Mehrkomponentenaufbau)

7.3 Netzartige Basismuster

- Ausprägung und Lokalisation pigmentierter Netzmuster (z. B. gering pigmentiert, massiv pigmentiert, transepidermale Pigmentausschleusung, Pigmentnetzfragment)
- Ausprägung und Lokalisation der Reteleisten (z. B. doppelkonturig, kompakt pigmentiert, breit, schmal, girlandenartig, abrupt abbrechend)
- Ausprägung und Lokalisation der Netzmaschen (z. B. feinmaschig, großmaschig, Pseudonetzmaschen)
- Retikuläre Sonderformen (z. B. interfollikuläres Pigmentnetz, Pseudonetz aus Keratinstegen, korneales Projektionsmuster)

7.4 Häufig in Melanomen vorkommende Pigmentmerkmale

- Abrupte Pigmentierungsabbrüche + Lokalisation
- Irreguläre Ausläufer (z. B. Ausläuferzacke, Randstreifen)
- Radial streaming (digitiforme Ausläufer)

- Pseudopodienartige Randzone
- Melanophagen („peppering") + Lokalisation (z.B. perivasal, peripher, zentral)
- Melanophagentrabekel + Lokalisation (z.B. diffus verteilt, peripher)
- Melanophagen-Pseudotrabekel + Lokalisation (z.B. im Gesicht)
- Regressionszonen mit randständigen Melanophagen + Lokalisation
- Bläulich-weißliche Schleier (blue-white veil) + Lokalisation
- Blau-in-pink Zone (blue-in-pink area) +Lokalisation
- Braune/schwarze Punkte vor blauem/grauem Hintergrund (brown/black dot)
- Sakkuläres Muster (rotbläulich, rötlich-braungrau, blaugrau, schiefergrau, gelblich)
- Umschriebene Areale mit zentropapillären grauschwarzen Globuli + Lokalisation
- Tumorrandständige braune/schwarze Punkte
- Tiefes graublaues/-braunes Netzfragment + Lokalisation
- Periläsionale irreguläre graue Pigmentverdichtungen
- Graublauer perifollikulärer Pigmentring
- Zonenartig überlagerte, unterschiedlich pigmentierte Flecken

7.5 Vaskularisierung und Gefäßmerkmale

- Ausprägungsgrad der Vaskularisierung (z.B. <50% der Tumorfläche)
- Vertikal verlaufende Gefäße + Lokalisation (z.B. Gefäßnetze, interfollikuläre Gefäße)
- Gefäßformen (z.B. Haarnadelgefäße, Schlaufen, ausgezogen büroklammerartig)
- Ektatische Gefäße + Lokalisation + Form (z.B. punktiform, strichförmig, halbbogig, kreisförmig, polymorphe Gefäßfiguren, baumartig verästelt, gestreckt verlaufend)
- Umschriebenes Areal mit Gefäßektasien, angiektatisches Basismuster + Lokalisation
- Schwankungen der Gefäßkaliber (z.B. aneurysmatisch ausgesackt)
- Mikroskopische Blutseen, Mikrothromben, Melanomzellinfarkte der Gefäße
- Periläsionale Gefäßektasien

8 Allgemeine vitalhistologische Stratifikation

Am feingeweblichen Substrat der lebenden Haut orientierte Untersuchungs-methoden wurden bereits in den 1950er-Jahren von Franz Ehring [18] zur Diagnoseergänzung in die Dermatologie eingeführt. Ehring gilt damit als Begründer der modernen dermatologischen Vitalhistologie. Praxisfähige computergestützte Foto- und Videoapparate [5, 10, 14, 27, 68, 78, 82] ermöglichen es, entsprechende Techniken für Routineuntersuchungen zu nutzen und wissenschaftlich auszubauen. Die auflichtmikroskopische Vitalhistologie dient der Auffindung und Deutung des histologischen Korrelates intravitaler mikroanatomischer Hautstrukturen ohne Schnitt oder Färbung. Visuelle Merkmalsanalysen der in die Auflichtebene projizierten Farb- und Architekturmerkmale erlauben eine Befunderhebung und Interpretation des schnitthistologischen Pendants.

8.1 Farbphänomene

Zu den körpereigenen Hautpigmenten gehören Melanin, Hämoglobin, Gallenfarbstoffe und Lipoide. Je nach Lokalisation in den übereinander gelagerten, mikroanatomisch definierten Hautschichten entstehen unterschiedliche Farbnuancierungen, z. B. Melaninpigment im Stratum corneum erscheint schwarz, innerhalb der Keratinozyten oder interzellulär braun bis braunschwarz, im Bereich der Basalzellschicht hell-, rötlich- oder dunkelbraun, im Papillarkörper graubraun bis graublau, im tiefen Stratum reticulare graublau bis stahlblau. Transepidermal ausgeschleustes Melanin kann Ursprungsherde, z. B. pigmentproduzierende Nävozytennester, kaschieren und somit zu Fehlbeurteilungen führen. Innerhalb punktartig aggregierter Melanophagen schimmert das Melanin grau, graulivide oder graublau (fehlende Pigmentausschleusung), in Basaliomzellen schmutzig-graubraun (z. B. Ahornblatt-Phänomen, „maple leaf-like area").

Als Folge verminderter O_2-Abgabe und vermehrter CO_2-Aufnahme färbt sich rotes Hämoglobin blaurot, bei Thrombenbildung blauschwarz, Lipoide bzw. Lipide bedingen ein gelbliches, gelbrötliches oder gelblich-bräunliches Kolorit (Lipochrom, Lipofuscin). Elastisches Fasergewebe weist eine weißliche bis gelbliche Tönung auf. Durch oxidativen Abbau des Hämoglobins entsteht der gelbbraune oder gelbgrüne Gallenfarbstoff Bilirubin (Hämatoidin), der die Haut in unterschiedlichen Gelbtönen färben kann. Ein Umbau des Hämoglobins führt zur Bildung des eisenhaltigen Eiweißkörpers Hämosiderin, der dunkelbraune, gelblichbraune oder graubraune Pigmentierungen hinterlässt, z. B. bei der Phagozytose von Erythrozyten (Siderophagen).

8.2 Strukturphänomene

Zu den wichtigsten und unschwierig zu identifizierenden Basiskriterien der Vitalhistologie gehört die Beschaffenheit der Hornschicht bzw. der Keratinisierungszonen (Keratineigenfarbe), die Reteleistenstruktur, der Papillarkörper (im Maschenzentrum), die Hautgefäße (Zentralkapillaren, subepidermaler horizontaler Gefäßplexus) sowie Haar-Talgdrüsenfollikel und Schweißdrüsenostien.

8.3 Procedere bei der vitalhistologischen Stratifikation

Im Rahmen einer rationellen vitalhistologischen Diagnostik erfolgt die Beschreibung und Bewertung auflichtmikroskopischer Charakteristika entsprechend ihrer Lokalisation innerhalb der übereinander gelagerten topographisch-anatomisch definierten Hautschichten.

8.4 Epidermis

Abhängig von der Lokalisation am Integument weist die Epidermis eine Dicke von 0,04 bis 1,5 mm auf. Topographisch gliedert sie sich in vier übereinander gelagerte Schichten:

- Stratum corneum (Hornschicht),
- Stratum granulosum (Körnerschicht),
- Stratum spinosum (Stachelzellschicht) und
- Stratum basale (Basalzellschicht).

8.4.1 Stratum corneum

Der Hornstoff, das Keratin, ist ein hochpolymeres Skleroprotein (Strukturprotein) der epidermalen Hornschicht, der Haare und Nägel. Er enthält bis zu 16 % Cystin. Die Hautverhornung (Keratinisation) kann normal (Orthokeratose), vermehrt (Hyperkeratose), vermindert (Hypokeratose) oder auf andere Weise verändert sein (Parakeratose, Dyskeratose). Die Keratineigenfarbe imponiert gelblichbräunlich bis gelblichrötlich.

Orthokeratotischer Hautzustand

Die normale Hautoberfläche am Stamm und dem größten Teil der Extremitäten stellt sich auflichtmikroskopisch in Form von etwa 0,8 mm langen, kissenartig vorgewölbten, rhombischen, triangulären oder trapezoiden Arealen dar (Abb. 8). Strichartige Lichtreflexe konvergieren meist unterbrochen spitzwinklig, andere bilden kleine Dreiecke oder Rauten. Auf der Höhe der Felder sieht man so genannte Punktkapillaren (Zentralgefäße der Papillarkörper). Bestimmend für den jeweiligen Oberflächenzustand sind der Feuchtigkeits- und Fettgehalt des Stratum corneum sowie die Dichte der Ostien von Hautanhangsgebilden (Abb. 9). Direkt unter der Hornschicht befindet sich eine hydrophobe Zone, die reich an Lipoiden und Polysacchariden ist. Sie ist verantwortlich für die Wasserbindung und bildet die Hauptbarriere gegen das Eindringen wasserlöslicher Substanzen. Die talgdrüsenreiche Wangenhaut weist bei jungen Menschen oft parallel verzogene Felderlinien auf, die von Talgdrüsen- und Vellushaarfollikeln durchsetzt sind. Typisch für eine Seborrhoe (vermehrte Talgabsonderung) sind punktartig unterbrochene oder völlig aufgehobene Reflexlinien bei vermehrter Transparenz des Stratum corneum (Abb. 10). Eine andersartige Oberflächenstruktur besitzt die Leistenhaut der Palmae und Plantae. 0,4 mm breite, parallel verlaufende Rippen setzen sich durch schmale, gelblichbräunliche oder rötlichbräunliche Keratinfurchen voneinander ab. Auf der Höhe der Rippen befinden sich in regelmäßigen Abständen von ca. 0,5 mm runde oder oväläre 0,02 bis 0,04 mm im Durchmesser messende helle Schweißdrüsenostien (Abb. 11). Die für die Wasserbindung verantwortliche subkorneale hydrophobe Zone, ein Nichtkeratinanteil (natural moisturizing factor), lässt sich durch häufiges Waschen herauslösen. Der dadurch stattfindende erhöhte Wasserverlust bzw. die Herabsetzung des Wasserbindungsvermögens führt zu einer parallelstreifigen Verziehung der Felderlinien (Abb. 12). Exzessive Reinigungsprozeduren erzeugen an der Oberfläche transparente, pergamentartige Hornplaques, in denen die Hautfelderung I. Ordnung infolge Verminderung des Keratingehaltes (Hypokeratose) aufgehoben ist. Lichtreflexe ziehen als scharf gezeichnete lange Linien durch die Hautoberfläche. Wenn die Hornschicht aufbricht, bilden die Reflexlinien scharfrandige Doppelkonturen aus. Auch ohne Paraffinölbeschichtung sieht man Papillenkapillaren oder Gefäße des horizontal verlaufenden subepidermalen Gefäßplexus durch das verdünnte Stratum corneum schimmern (Abb. 13).

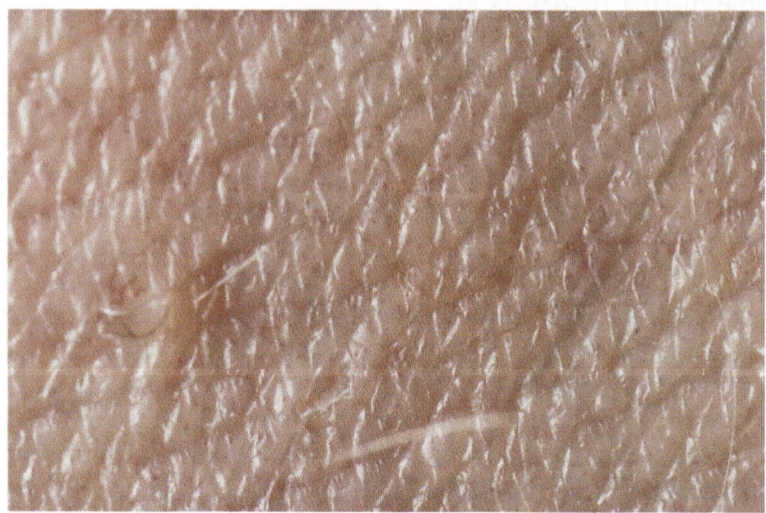

Abb. 8. Normale Hautfelderung der Unterarmbeuge. Merkmale: Strichreflexe, kissenartig erhabene rhombische Felder, Punktkapillaren (männlich, 46 Jahre; Auflicht 5,5:1)

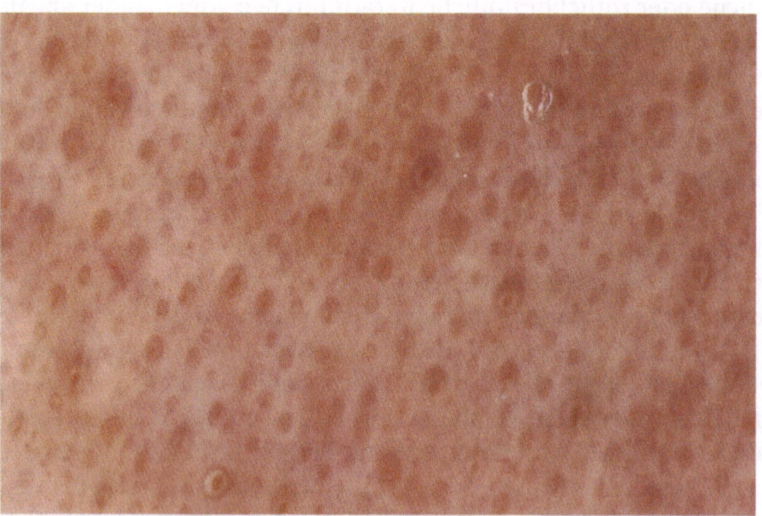

Abb. 9. Dichtgesäte Haar-Talgdrüsenfollikel der Kinnhaut. Merkmale: targetoide Talgdrüsen- und Vellushaarfollikel (weiblich, 33 Jahre; Auflicht-Öl 5,5:1)

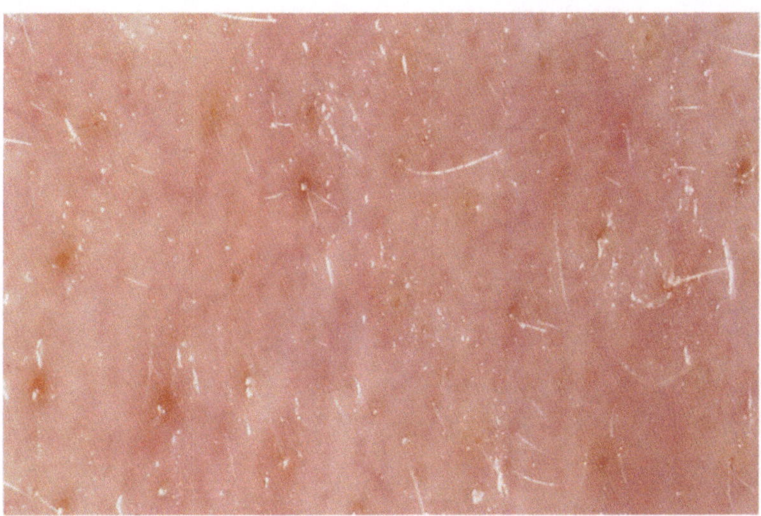

Abb. 10. Seborrhoe der Stirnhaut. Merkmale: pünktchenartig unterbrochene Reflexlinien, vermehrte Transparenz der Hornschicht, Talgdrüsen- und Vellushaarfollikel, leicht betontes subpapilläres Gefäßnetz (weiblich, 37 Jahre; Auflicht 5,5:1)

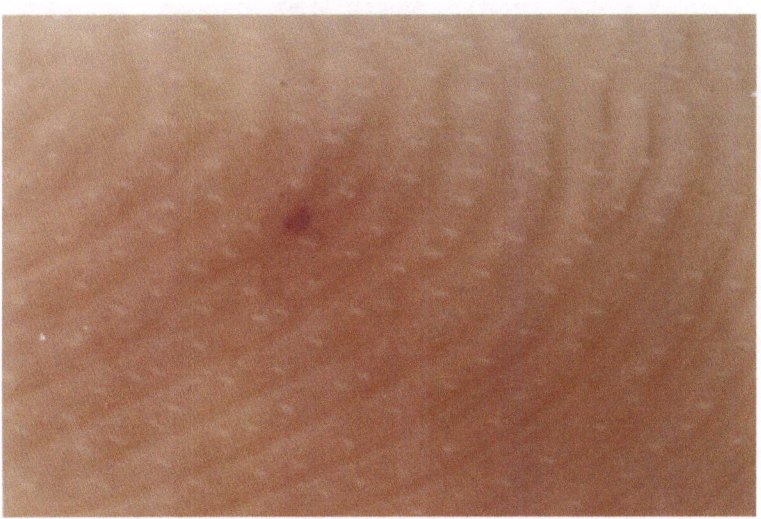

Abb. 11. Leistenhaut der Fingerspitze. Merkmale: weißliche strichförmige Schweißdrüsenausführungsgänge, gelblich-bräunliche Keratinleisten, Punktkapillaren (weiblich, 35 Jahre; Auflicht 5,5:1)

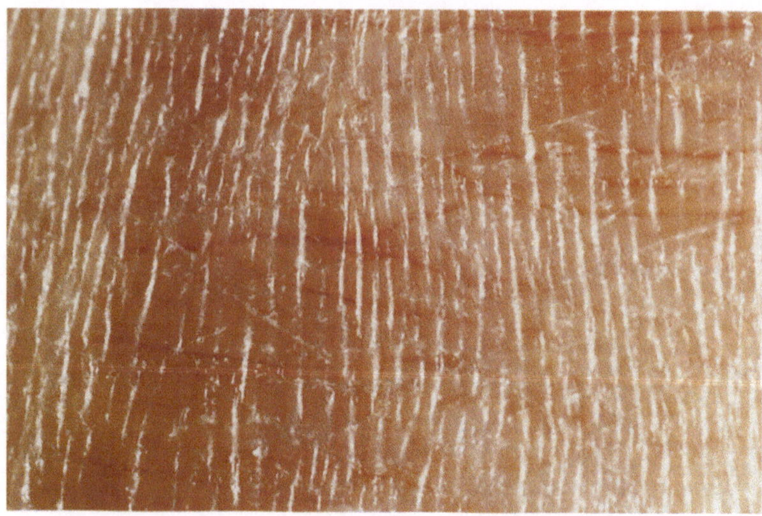

Abb. 12. Parallel verzogenen Hautfelderlinien der Unterarmbeuge infolge herabgesetzten Wasserbindungsvermögens, horizontal verlaufende gelblich-rötliche Hautentspannungslinien (weiblich, 25 Jahre; Auflicht 5,5:1)

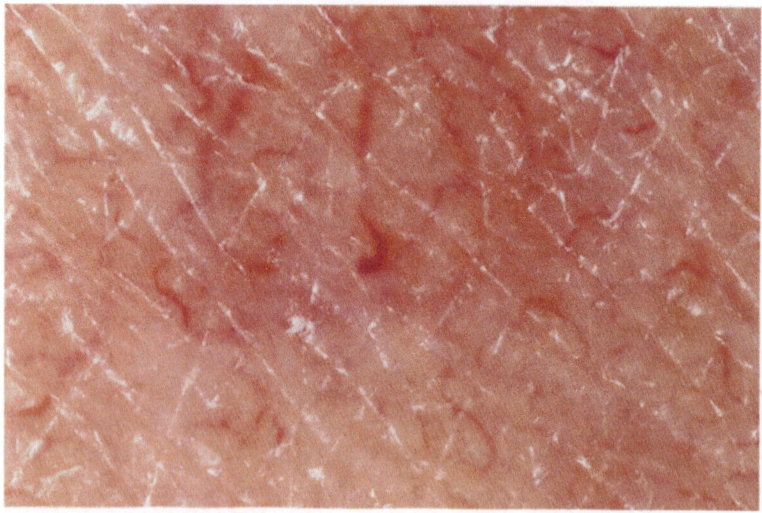

Abb. 13. Pergamentartige transparente Hornplaques am Oberschenkel durch exzessive Waschprozeduren. Merkmale: Verlust der Hautfelderung I. Ordnung, sichtbarer subpapillärer Gefäßplexus, lange Strichreflexe (weiblich, 43 Jahre; Auflicht 5,5:1)

Orthohyperkeratose

Bei starker Verdickung des Stratum corneum (gesteigerte Keratinisation) mit normaler Ausdifferenzierung der Keratinozyten spricht man von Orthohyperkeratose. Diese kann reaktiv oder idiopathisch auftreten. Man unterscheidet Retentions- und Proliferations-Orthohyperkeratosen. Zu den typischen Beispielen einer Retentionsform zählt die Ichthyosis vulgaris. Die Verdickung der Hornschicht resultiert aus einer vermehrten Adhäsion der Hornlamellen bei normaler bis verminderter Epidermisproliferation. Die Abschilferung der oberflächlichen Hornzellen ist stark vermindert. Reteleisten sind verstrichen, das Stratum granulosum eher vermindert. Auflichtmikroskopisch charakteristisch sind silbrig-glänzende diffus reflektierende, „knittrige" und undurchsichtige Plaques, nach deren Entfernung ektatische Zentralkapillaren sichtbar werden. Die sonst typischen, kissenartig erhabenen triangulären Hautfelder fehlen (Abb. 14).

Eine Proliferations-Orthohyperkeratose stellt die Psoriasis vulgaris dar. Neben der Hyperkeratose besteht fast immer immer eine Parahyperkeratose und Akanthose, während sich das Stratum granulosum allmählich zurückbildet (Hypogranulose). Auflichtmikroskopisch treten ausgedehnte undurchsichtige Plaques mit einer Tendenz zur Rissbildung und Abschilferung in Erscheinung. Unter Ölimmersion zeigen sich gelblichbräunliche Keratinplaques. Wo diese abgehoben sind, sieht man in der Tiefe ektatische, manchmal geknäuelte Papillenkapillaren. Die klinischen Phänomene des „Kerzenflecks", „letzten Häutchens" und „blutigen Tautropfens" lassen sich am deutlichsten bei der kleinfleckig-exanthematischen Form demonstrieren (Abb. 15).

Parakeratose

Eine Verhornungsstörung mit Zellkernresten in der kompakten Hornschicht nennt man Parakeratose. Das Stratum granulosum fehlt weitgehend. Sind außerdem die Zellagen vermehrt vorhanden, spricht man von einer Parahyperkeratose, z.B. Psoriasis (flächenhaft), Ekzem (flächenhaft), aktinische Keratose (multipel säulenförmig), Pityriasis lichenoides chronica (hügelförmig). Nicht von Hyperkeratosen überlagerte Parakeratosen lassen die Papillenkapillaren durchscheinen, z.B. erythematöse Psoriasis (Abb. 16) oder exsudatives Kontaktekzem (Abb. 17).

8.4.2 Stratum granulosum

Die Körnerzellschicht ist außer im Bereich der Leistenhaut zwei bis drei Zellagen dick. Das Zellplasma enthält dicht gepackte Keratohyalingranula, die verstärkt Licht absorbieren (weißlich-opaker Aspekt).

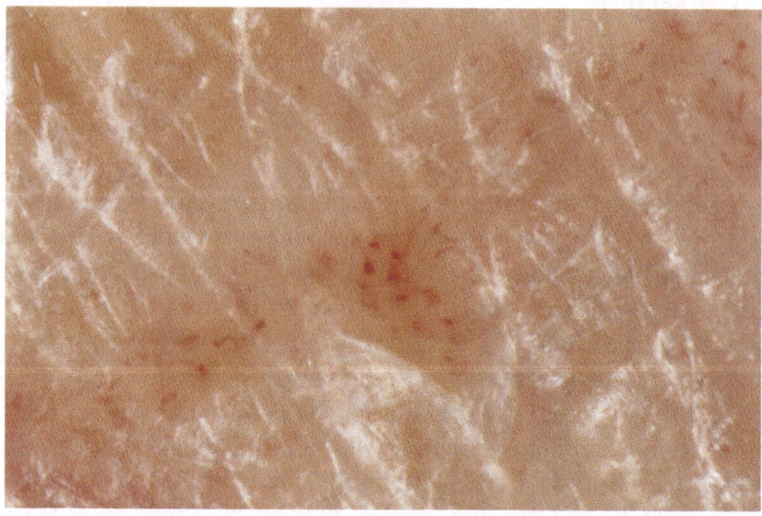

Abb. 14. Retentionshyperkeratose einer Ichthyosis vulgaris an der unteren Extremität. Merkmale: diffus reflektierende, knittrig-undurchsichtige Hornplaques, nach Ablösung Sichtbarwerden ektatischer und leicht blutender Zentralkapillaren (männlich, 60 Jahre; Auflicht 13,0:1)

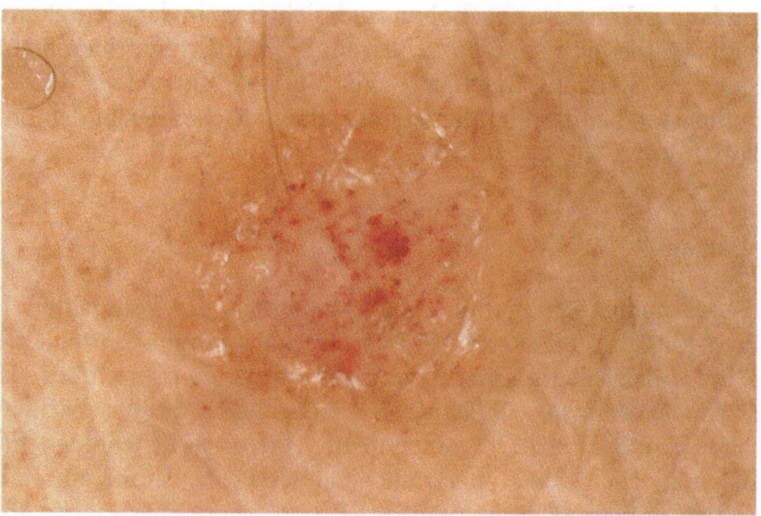

Abb. 15. Abgelöster Keratinplaque eines exanthematischen Psoriasisherdes am Oberschenkel. Merkmale: Randkeratosen, transparentes „letztes" Häutchen (Stratum spinosum), ektatische geknäuelte Zentralkapillaren, Mikroblutungen (weiblich, 24 Jahre; Auflicht-Öl 13,0:1)

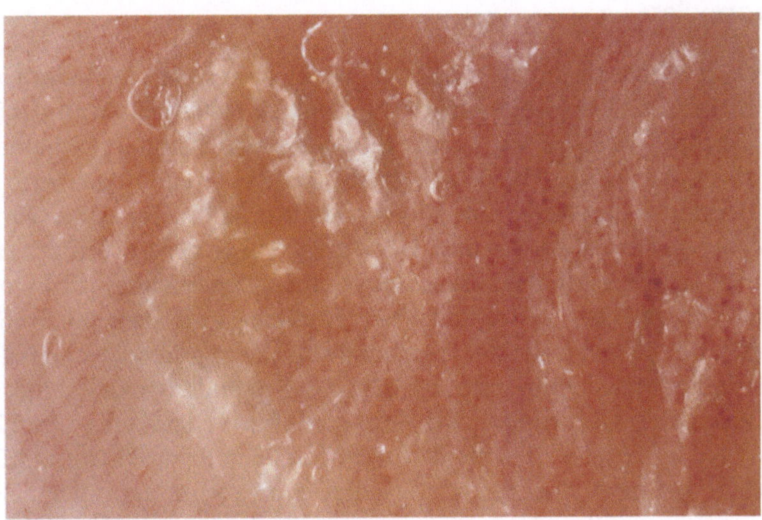

Abb. 16. Parakeratotisch überlagerte erythematöse Psoriasis am Rücken. Merkmale: gleichmäßig verteilte Papillenkapillaren, plaqueartige Hyperkeratosen, gelblich-rötlicher Keratinstreifen (weiblich, 39 Jahre; Auflicht-Öl 5,5:1)

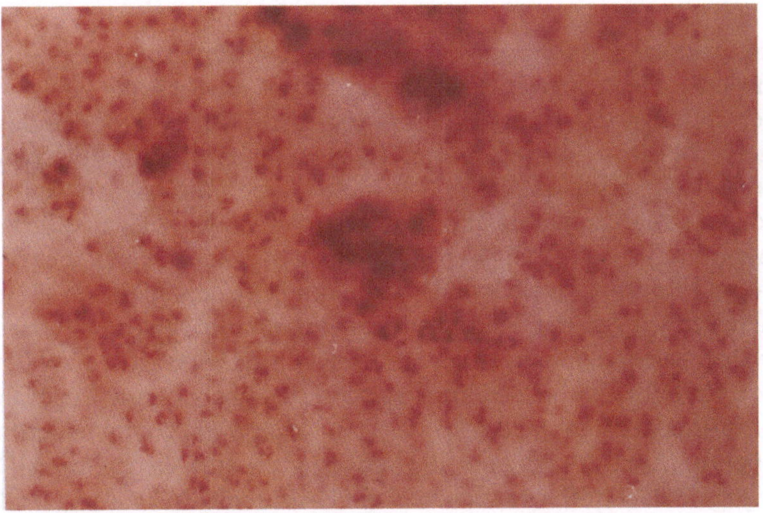

Abb. 17. Exsudatives Kontaktekzem am Fußrücken. Merkmale: ektatische Papillenkapillaren, Einblutungen in den Papillarkörper (männlich, 34 Jahre; 5,5:1)

Hypergranulose

Eine fokale Verbreiterung des Stratum granulosum sieht man beim Lichen ruber planus. Stark verdickte keratohyalinhaltige Zellschichten absorbieren einen Teil des auffallenden Lichts. Es bilden sich halbdurchscheinende, weißlich-opake Areale (Wickham-Zeichnung) und außerdem Atrophiezonen. Weitere Beispiele für eine Hypergranulose liefern der Lichen simplex chronicus, epidermale Nävi und Hauttumore. Am gering verhornenden Lippenrot erscheint die Hypergranulose eines Lichen ruber diffus opak-weißlich, durchzogen von ektatischen Papillen- und Haarnadelgefäßen (Abb. 18). Der Lichen ruber der Zungenoberfläche ist gekennzeichnet durch weißliche undurchsichtige oder halbdurchscheinende opake Plaques. Die durch kranzartige Anordnung von Punktkapillaren charakterisierten Zungenpapillen fallen teilweise einem atrophisierenden Prozess anheim. Histopathologisch lässt sich eine vakuolig-degenerative Veränderung der Basalzellen erkennen, verbunden mit einer teilweisen Zerstörung der dermoepidermalen Grenzzone.

8.4.3 Stratum spinosum

Akanthose

Die Akanthose ist eine abnorme Verdickung des Stratum spinosum. Sie betrifft entweder alle Zellagen der vitalen Epidermis oder nur die Retezapfen i.S. einer Verlängerung oder Verbreiterung. Nicht durch Hyperkeratosen überlagerte Akanthosen sind immer transparent und auflichtmikroskopisch an ihrem „nacktpapillären" Aspekt erkennbar, d.h. die vertikal aufsteigenden Zentralkapillaren der Papillarkörper bilden sich deutlich ab. Unter Akanthom (Stachelzellgeschwulst) versteht man eine sich innerhalb des Stratum spinosum entwickelnde Neubildung. Zu den malignen Proliferationsakanthosen gehören Plattenepithelkarzinome. Atypische spinozelluläre Verbände verhornen vorzeitig und weisen Einzelzellnekrosen auf (Dyskeratose). Sie bilden auflichtmikroskopisch erkennbare runde bis ovaläre Keratinisierungszentren, auch bei ansonsten gering verhornendem Epithel, z. B. Lippenrot (Abb. 19). Polymorphe Neovaskularisationen bestimmen bei den meisten Plattenepithelkarzinomen die Basisarchitektur. Unregelmäßig proliferierende Kapillaren sind nicht mehr an den Papillarkörper gekoppelt, sie durchbrechen die anatomisch vorgegebenen Grenzen (Abb. 20). Die Epidermislagen oberhalb der Vaskularisierungszonen sind meist stark atrophisch verdünnt, die Reteleisten zerstört bzw. der Atrophie anheim gefallen. Für die Tumorperipherie ist eine opake Hypergranulose, kombiniert mit kompakter Hyperkeratose charakteristisch. Benigne Virusakanthome (Akanthopapillome) gehen mit Epidermis- und Papillarkörperhyperplasie einher (Abb. 21).

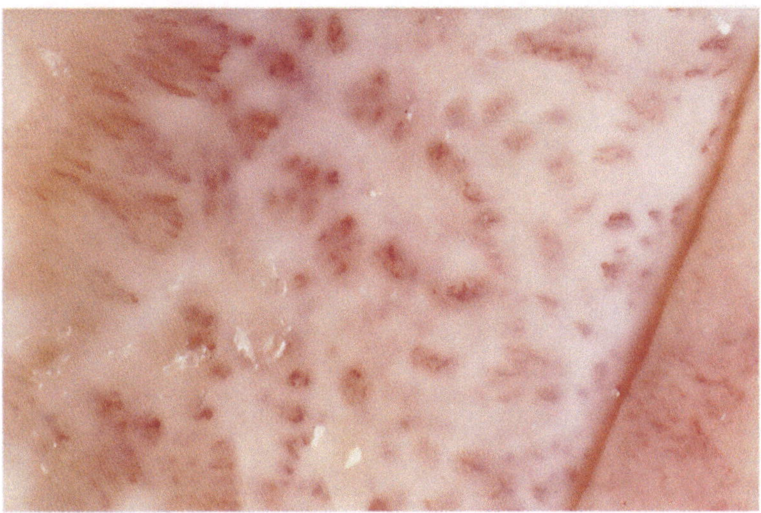

Abb. 18. Lichen ruber des Unterlippenrotes. Merkmale: weißlich-opake Hypergranulose, durchzogen von ektatischen Knäuel- und Haarnadelkapillaren (weiblich, 37 Jahre; Auflicht-Öl 5,5:1)

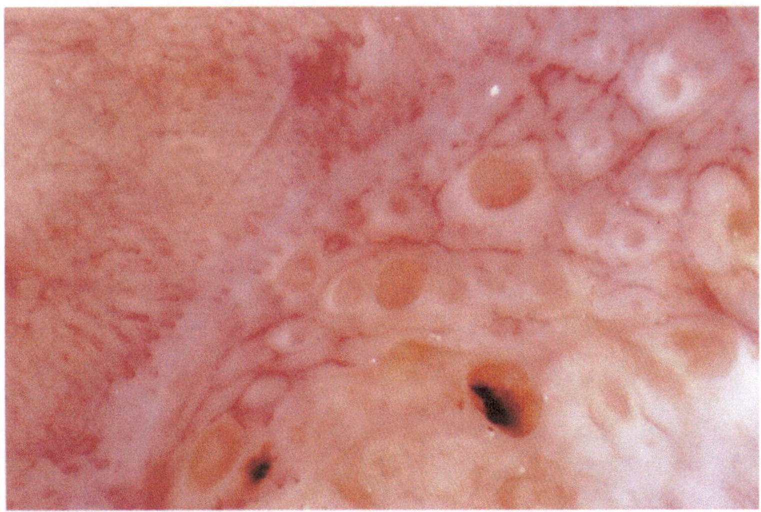

Abb. 19. Initiales Plattenepithelkarzinom der Unterlippe. Merkmale: ovaläre gelblich-bräunliche Keratinisierungszonen, heller Hof aus vitalen Keratinozyten, teils aneurysmatische und ektatische Punkt- und Haarnadelgefäße, Ehring-Rhexisblutung (weiblich, 62 Jahre; Auflicht-Öl 5,5:1)

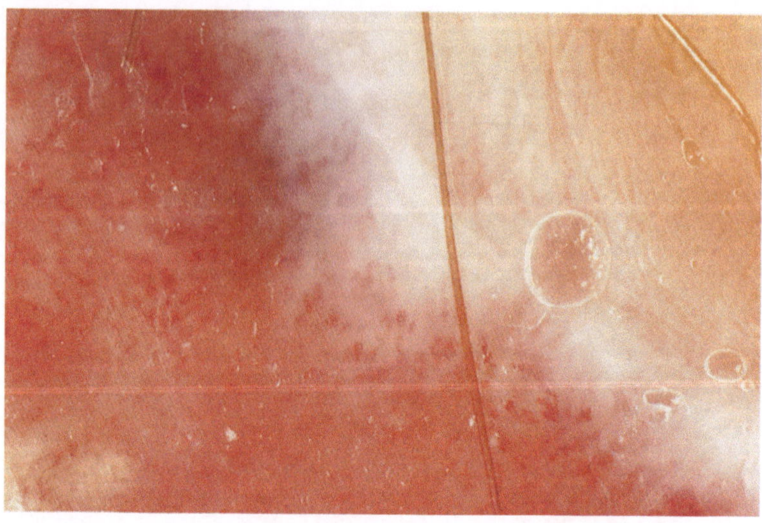

Abb. 20. Initiales Vulvakarzinom der oberen Kommissur. Merkmale von rechts oben nach links unten: gelblich-bräunliche Orthohyperkeratose mit bräunlichen Keratinstreifen, weißlich-opaker Randbezirk (kompakte Hyperkeratose mit Hypergranulose), Parakeratose mit Übergang in „nacktpapilläre" Zone, ungeordnete Neovaskularisation (überlagerte Akanthose und Dyskeratose; weiblich, 61 Jahre; Auflicht-Öl 5,5:1)

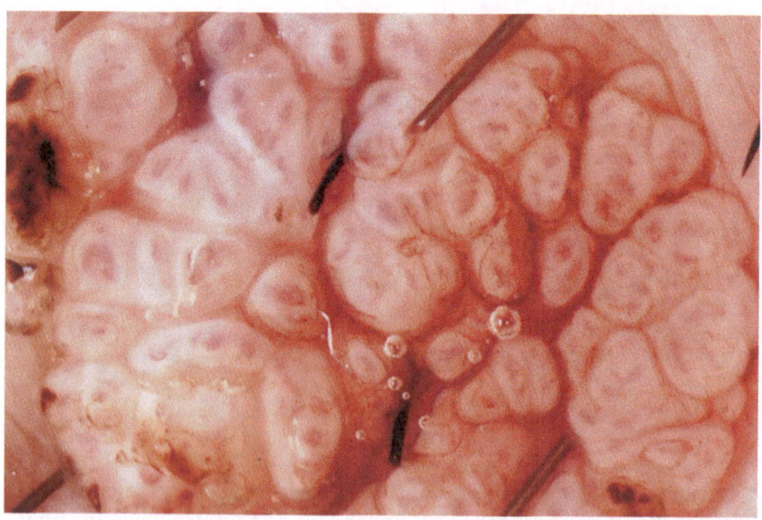

Abb. 21. Viruspapillom (Akanthopapillom) am Hals. Merkmale: runde bis polygonale Dermalpapillen („cobble stone"), ektatische Zentralkapillaren, frische und alte Mikrohämorrhagien (männlich, 36 Jahre; Auflicht-Öl 5,5:1)

Die bindegewebigen Dermalpapillen verbreitern, verlängern und verzweigen sich. Serumaustritt aus ektatischen, manchmal büschelartigen Zentralkapillaren ruft ein Papillarkörperödem hervor. Die Epidermis erscheint weißlich-rötlich-opak. Verrucae seborrhoicae zählen zu den gutartigen Akanthokeratosen (Verdickung der Stachelzell- und Hornschicht). Der adenoide bzw. retikuläre Typ geht mit einer basaloidzelligen Epithelproliferation innerhalb des Rete Malpighi einher. Die drüsenartig in die Tiefe wachsenden Zellstränge nehmen reichlich Melaninpigment auf, sodass in der Auflichtprojektion ein Pigmentnetz ohne Doppelkontur erscheint (Abb. 22). Auf diese Weise imitiert die retikuläre Form eine Pigmentzellläsion (sogen. Pigmentzellnetz-Mimikry). Die sonst für seborrhoische Keratosen typischen Pseudohornzysten können ganz fehlen. Gering ausgebildete Keratosen des akanthotischen Typs gewähren einen Blick in tiefere Hautschichten. Durch ein trübes, milchglasartiges, graugelbliches Epithel sieht man weit ausgezogene ektatische Papillenkapillaren innerhalb hypertrophischer Dermalpapillen. Perivasale Melanophagen deuten auf entzündliche Vorgänge (Abb. 23). Massiv überlagerte Keratosen verhindern einen Blick in die Tiefe. Allgemein gilt, je tiefer in der Epidermis eine Zellschicht proliferiert, desto transparenter ist sie. Solide Epithelstränge eines von basalen Keratinozyten ausgehenden Basalzellepithelioms beeinträchtigen die Transparenz nicht, sofern die Hornschicht nicht zu kräftig ausgebildet ist.

Akantholyse

Die Aufhebung des interzellulären Keratinozyten-Kontaktes der Stachelzellschicht (desmosomale Zellverbindungen) ruft eine intraepidermale Spalt- und/oder Blasenbildung hervor. Fokale Akantholysen sind z. B. bei aktinischen Keratosen und Plattenepithelkarzinomen anzutreffen. Entzündliche Dermatosen wie Impetigo, Herpes zoster, Pemphiguserkrankungen und Morbus Darier gehen ebenfalls mit einer Akantholyse einher. Ursächlich spielen sowohl intrazelluläre Störungen aufgrund genetischer Defekte als auch extrazelluläre Auflagerungen von Antikörpern eine Rolle. Die Dyskeratosis follicularis Darier ist gekennzeichnet durch eine akantholytische Orthohyperkeratose. Nach dem Ablösen undurchsichtiger orthohyperkeratotischer Schichten treten wenig ektatische Zentralkapillaren ins Blickfeld (Abb. 24). Da der Abspaltvorgang innerhalb des Stratum spinosum stattfindet, erlaubt die jetzt transparente Zellschicht eine vitalhistologische Beurteilung des Stratum papillare.

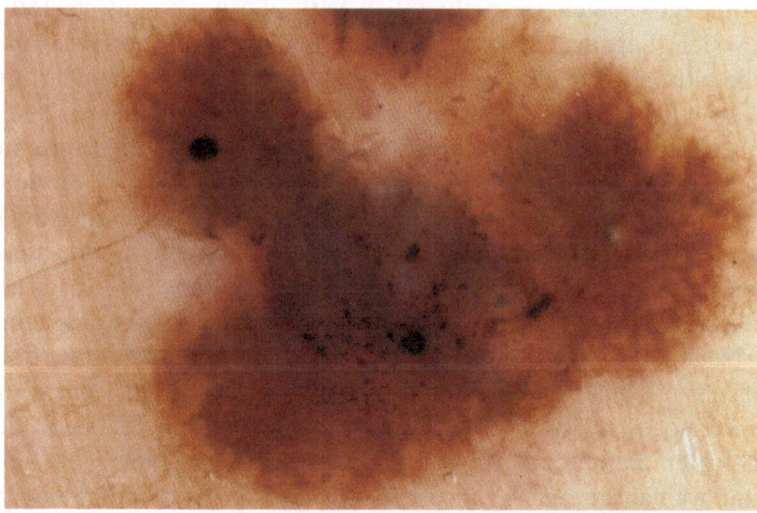

Abb. 22. Adenoid-retikuläre, teils akanthotische seborrhoische Keratose der Schulterregion. Merkmale: interfollikuläre, netzartig angeordnete Pigmentstränge, komedonenartige Hornpfröpfe, milienartige Hornperle, Melanophagen in den Dermalpapillen (männlich, 72 Jahre; Auflicht-Öl 5,5:1)

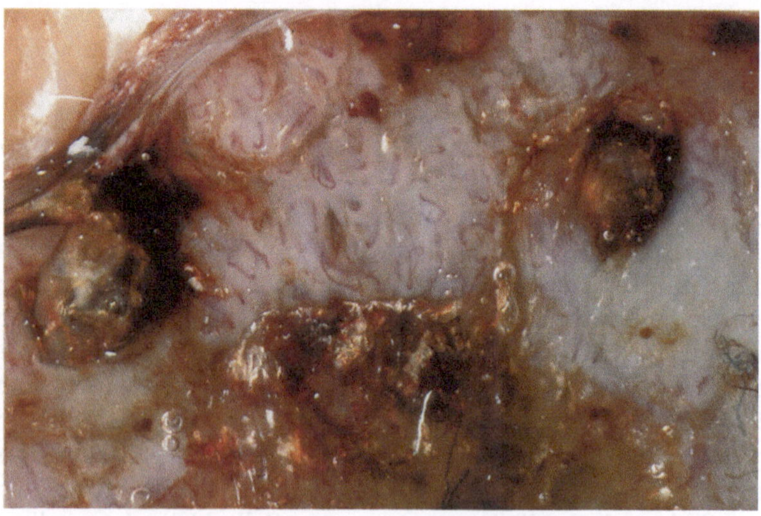

Abb. 23. Teils akanthotische, teils hyperkeratotische seborrhoische Keratose am Oberarm. Merkmale: gyriertes Basismuster, weit ausgezogene Papillenkapillaren, bläulich-graue Melanophagen, Pseudohornzysten (männlich, 51 Jahre; Auflicht-Öl 5,5:1)

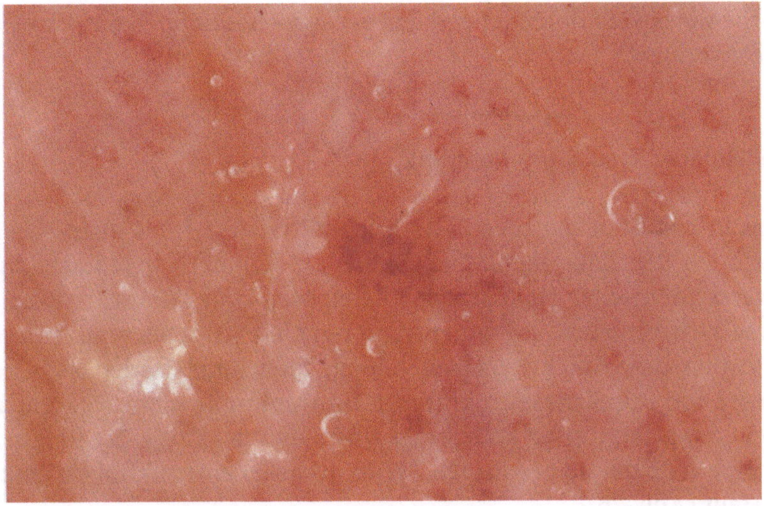

Abb. 24. Dyskeratosis follicularis Darier im Halsbereich. Merkmale: Bezirke mit ektatischen Papillenkapillaren, „nacktpapillärer" Aspekt, akanthokeratolytische Hornplatten (männlich, 29 Jahre; Auflicht-Öl 13,0:1)

8.4.4 Stratum basale und Retestruktur

Vertikal ausgerichtete Keratinozyten bilden die Basalzellschicht. Zwischen den Basalzellen sind melaninbildende Melanozyten angesiedelt. Das Melaninpigment wird über zelleigene dendritische Ausläufer an umgebende Keratinozyten abgegeben. Eumelanin besitzt eine braune bis schwarze Tönung, Phäomelanin besteht aus roten und gelben Pigmenten, bei Trichromen handelt es sich um intensiv gefärbte Varianten (z.B. im roten Haar). Die in der Aufsicht netzartig strukturierten epidermalen Reteleisten werden durch das Stratum basale von den zapfenartigen bindegewebigen Papillarkörpern abgegrenzt. In den Maschzentren sind Dermalpapillen mit ihren vertikal aufsteigenden Zentralkapillaren lokalisiert.

Physiologisches Pigmentnetz

Die Ausprägung der Netzzeichnung ist abhängig von der Pigmentierungsstärke der Melanozyten und basalen Keratinozyten sowie von der Länge der Reteleisten. Netzmuster entstehen durch einen Überlagerungseffekt des Melanins an den Steilhängen der Reteleisten. Da der Überlagerungseffekt im Bereich der Reteleistenbasis nicht stattfindet, bilden die Netzstege in der Projektionsebene Doppelkonturen ab. Stark sonnengebräunte Haut ruft eine deutliche Netzzeichnung hervor (Abb. 25). Menschen mit dunkler Hautfarbe weisen ein durchgehend fein gezeichnetes doppelkonturiges Pigmentnetzwerk auf.

Interfollikuläres Pseudopigmentnetz

Die Gesichthaut ist in fast allen Partien charakterisiert durch dichtstehende Follikelostien der Haar-Talgdrüsen-Einheiten. Bei stark lichtgeschädigter und altersatrophischer Haut flachen Reteleisten und Dermalpapillen ab. Auf diese Weise entsteht in Pigmenttumoren ein Pseudonetzmuster, wobei Follikelostien die Maschenzentren bilden. Manchmal finden sich noch Fragmente von Primärnetzstrukturen, z. B. atrophische schmale, kompakte und nicht doppelkonturierte Netzstege (histologisch lentiginöse Retestrukturen) innerhalb der so genannten Pseudotrabekel einer aktinisch geschädigten Haut (Abb. 26).

Retikuläre korneale Projektion

Eine massive transepidermale melanozytäre Ausschleusung von Melaninpigment über den Netzstegen kann im meist verdickten Stratum corneum retikuläre Projektionsmuster hervorrufen (Abb. 27). Die das Pigment abgebenden Trabekel sind in diesem Fall durch das überlagerte Melanin in der Auflichtprojektion nicht sichtbar.

Pseudonetz aus Keratinstegen

Akanthokeratosen in der Umgebung von Haar-Talgdrüsenfollikeln oder hypertrophischen Papillarkörpern können Pseudonetzstrukturen ausbilden, die aus pigmentierten Keratinstegen bestehen (Abb. 28). Infolge entzündlicher Melanozyten-Aktivierung und -Proliferation wird überschüssiges Melanin produziert, das sich in der Hornschicht oberhalb der Reteleisten ablagert. Im Rahmen einer Pigmentinkontinenz kommt es außerdem zum Übertritt des Pigmentes in obere Dermisanteile, wo es von Melanophagen gespeichert wird. Auflichtmikroskopisch zeigen sich dunkelbraune und grauschwarze, netzartig konfluierende Horntrabekel.

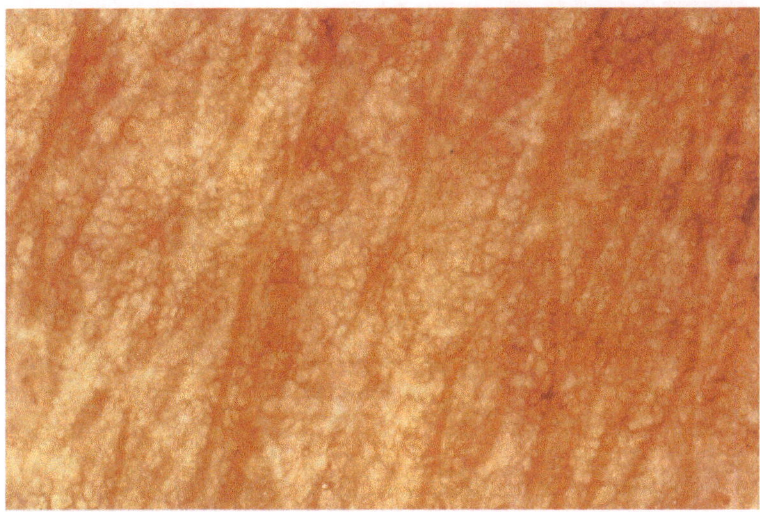

Abb. 25. Stark sonnengebräunte Rückenhaut. Merkmale: doppelt konturierte Rete-leisten, einzelne Zentralkapillaren, Keratinleisten in den Hautfelderlinien (männ-lich, 52 Jahre; Auflicht-Öl: 5,5:1)

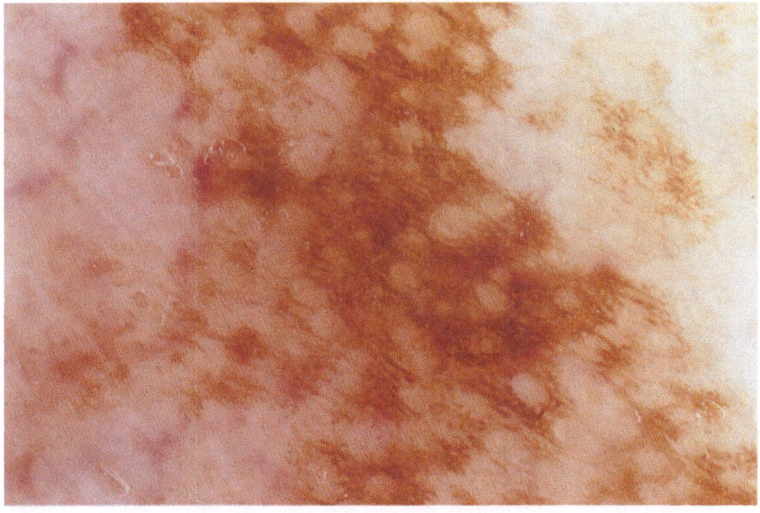

Abb. 26. Primär- und Sekundärnetz im Randbereich einer Lentigo maligna der Schläfenregion. Merkmale: Follikelostien, interfollikuläre primäre schmale Netz-stege ohne Doppelkontur (männlich, 65 Jahre; Auflicht-Öl 5,5:1)

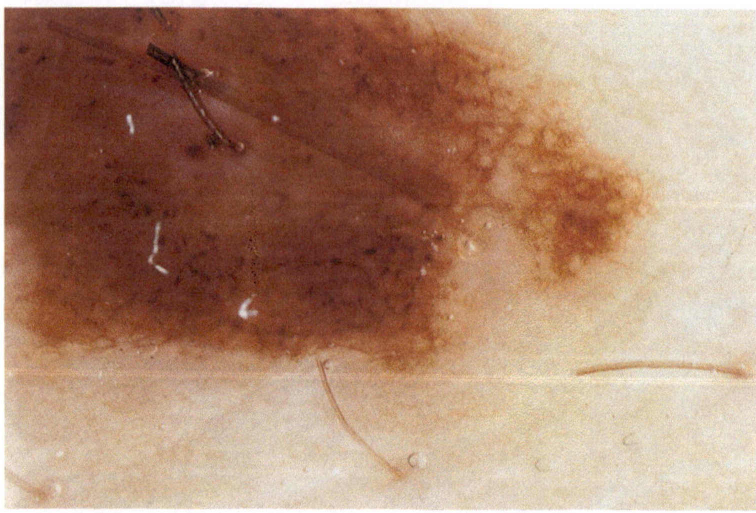

Abb. 27. Lentiginöse Strukturen über einem dermalen Nävus am Unterschenkel. Merkmale: retikuläres korneales Projektionsmuster (männlich, 15 Jahre; Auflicht-Öl 5,5:1)

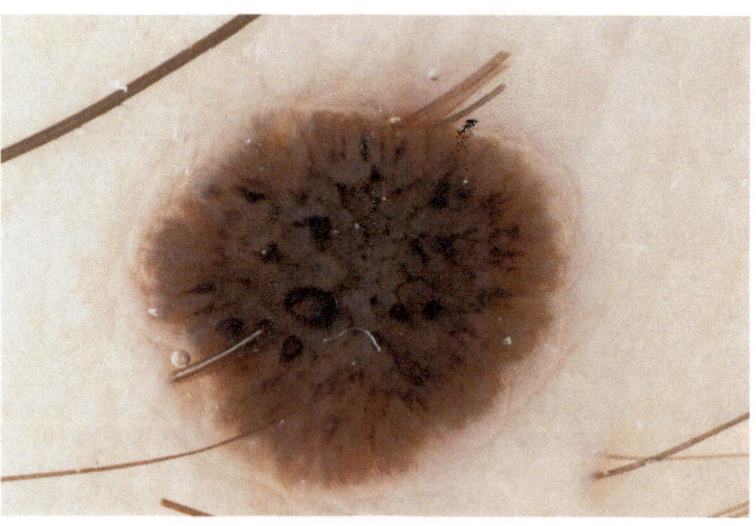

Abb. 28. Papillomatöse seborrhoische Keratose der Pubesregion. Merkmale: Pseudo-pigmentnetz aus Keratinstegen, hyperplastische Papillarkörper umsäumend, Pseudo-hornzysten, zentropapilläre Melanophagen, Pseudo-Radial-Streaming (weiblich, 62 Jahre, Auflicht-Öl 5,5:1)

8.4.5 Epidermale Exozytose

Wenn aus dem Korium wandernde Entzündungszellen, z. B. Lymphozyten, atypische Lymphozyten, Monozyten, die Epidermis infiltrieren, spricht man von Exozytose oder Epidermotropie („homing in"). Das Resultat sind Mikroabszessbildungen, aus denen durch Konfluenz Pusteln entstehen (Abb. 29). Munro-Mikroabszesse infolge Ansammlungen neutrophiler Leukozyten in der Hornschicht kommen bei der Psoriasis vor. Pautriersche Mikroabszesse aus agglomerierten atypischen Lymphozyten und mononukleären Zellen innerhalb des Stratum spinosum treten typischerweise in T-Zell-Lymphomen auf (Abb. 30).

8.5 Dermis (Korium, Lederhaut)

Die Dermis bildet ein dichtes bindegewebiges Geflecht aus elastischen und kollagenen Anteilen sowie zarten Retikulinfasern. Kollagen besteht aus verdrillten, prolinreichen (Gelatine) Gerüsteiweißkörpern. Elastin, ein fibrilläres elastisches Skleroprotein, ist die Grundsubstanz der elastischen Fasern. Retikulinfasern setzen sich zusammen aus (Pro)kollagen, Fibronectin und sulfatierten Mucopolysacchariden. Grundsubstanz und Fasergewebe werden von den Fibroblasten gebildet. Als weitere zelluläre Elemente finden sich in der Dermis Makrophagen (z. B. Melanophagen, Siderophagen) und Mastzellen. Die einzelnen Faserarten lassen sich vitalhistologisch nicht differenzieren. In ihrer Gesamtheit erscheinen sie weißlich-milchglasartig-opak.

Die Dermis gliedert sich in zwei Schichten, das Stratum papillare (Schicht der dermalen Papillarkörper) und das Stratum reticulare (Netzgewebe des Koriums).

8.5.1 Stratum papillare (Papillarkörper)

Wie Finger, die von unten kommend in eine Teigmasse greifen, ragen die Zapfen des Papillarkörpers in die Epidermis hinein. Versorgt werden die bindegewebigen Ausstülpungen jeweils von einer haarnadelförmigen Schlingenkapillare, die aus dem horizontal zur Oberfläche verlaufenden subpapillären Gefäßnetz vertikal aufsteigt. Bisweilen bilden diese Kapillaren aus mehreren Schlingen zusammengesetzte Büschel. In der Gesichtshaut findet man auflichtmikroskopisch bis zu 150 Zentralkapillaren pro mm² Hautoberfläche. Atrophische Haut ist durch einen Schwund an Papillenkapillaren gekennzeichnet. In Pigmentstrukturen entsprechen die Maschenöffnungen der Lokalisation der Dermalpapille. Überwiegt der Melaningehalt innerhalb des Papillarkörpers gegenüber der Pigmentmenge in

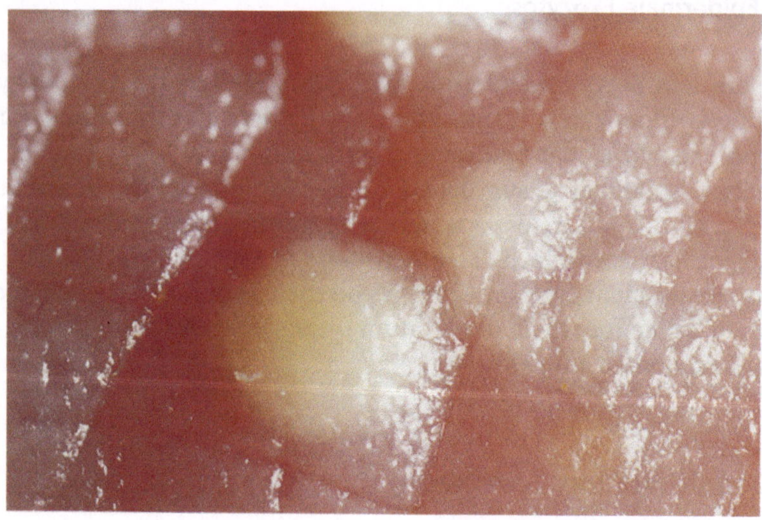

Abb. 29. Psoriasis pustulosa am Fingerrücken. Merkmale: intrakorneale Abszessherde (männlich, 6 Jahre; Auflicht 5,5:1)

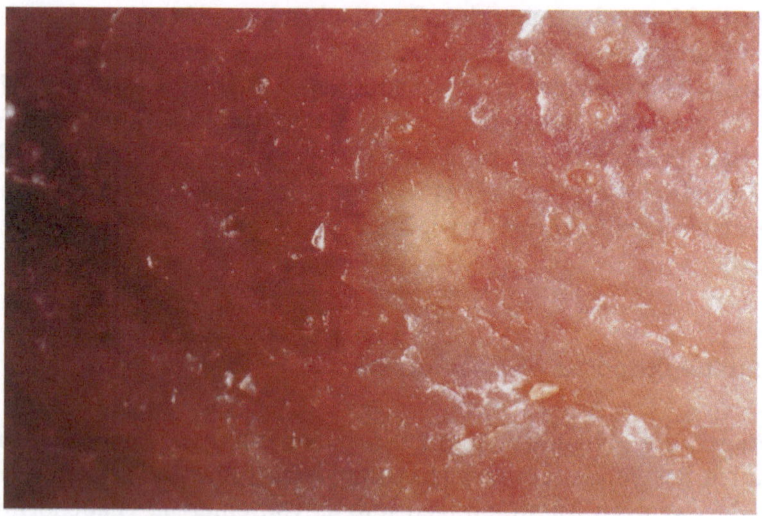

Abb. 30. T-Zell-Lymphom (Mycosis fungoides) im Stadium infiltrativum an der Wangenhaut. Merkmale: weißlich-gelblicher Rundherd (Pautrierscher Mikroabszess, Bildmitte), keratinisierte Follikel (Hornpfröpfe), ektatische Kapillaren, abschilfernde Hornplaques (männlich, 61 Jahre; Auflicht 5,5:1)

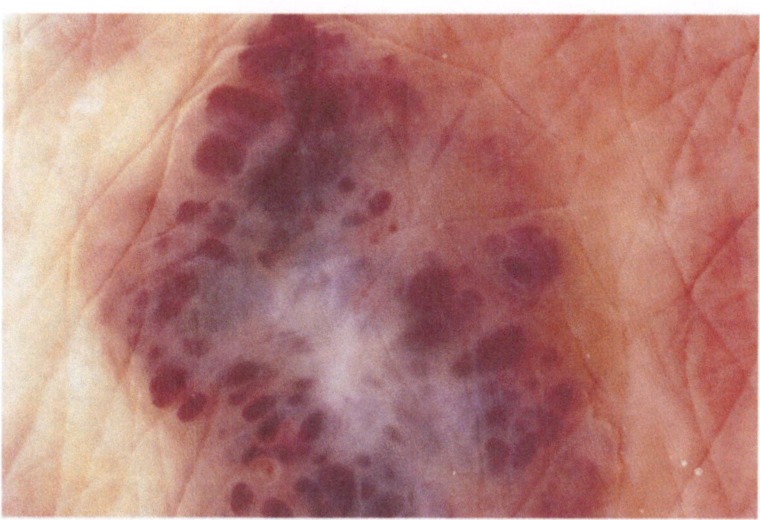

Abb. 31.   Angiokeratom der Schulterregion. Merkmale: runde und polygonale livid-rote Lakunen, weißliche Septierungen, normale Oberflächenfelderung (weiblich, 23 Jahre; Auflicht-Öl 5,5:1)

den Reteleisten, so zeigt sich in der Projektionsebene ein so genanntes inverses Netzmuster (negatives Pigmentnetz). Dieses kommt z. B. zustande durch eine Anreicherung von Melanophagen, normalen und atypischen Melanozyten, Makrophagen, Entzündungs- oder Tumorzellen im Bereich der Dermalpapille. Aus Blut- und Lymphkapillaren ausgetretene Erythrozyten bzw. Lymphflüssigkeiten färben ebenfalls das Stratum papillare. Bei Hämangiomen füllen aussackende Gefäße die Räume zwischen den Reteleisten. Es bilden sich mit Endothel ausgekleidete Kavernen (Lakunen), die das im Papillarkörper enthaltene Bindegewebe gegen die Reteleisten pressen (Septierungen; Abb. 31). Papillarkörper können hypertrophieren und konfluieren (Abb. 32).

Papillarkörper bei Dunkelhäutigen

In unveränderter Haut gelingt eine optische Abgrenzung anatomischer Einheiten am besten bei dunkelhäutigen Menschen oder in sonnengebräunter Haut (Abb. 33). Stark pigmentierte Reteleisten grenzen die den Papillarkörper enthaltenden Maschenöffnungen deutlich voneinander ab.

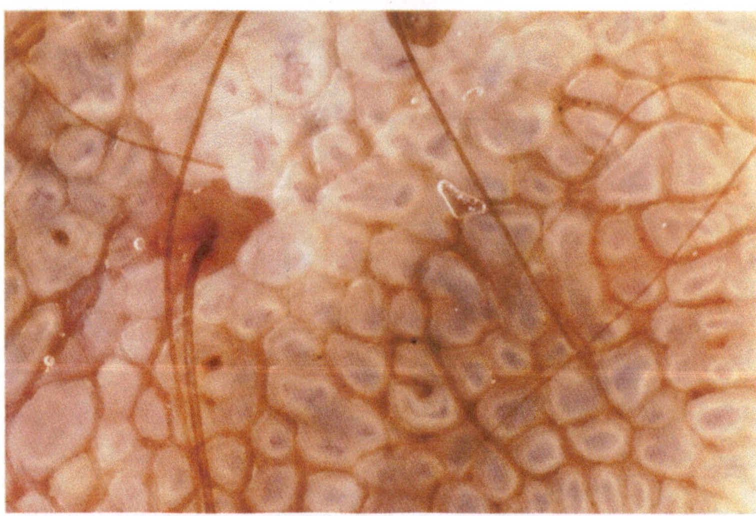

Abb. 32. Papillomatöse hyperkeratotische seborrhoische Keratose der Nackenregion. Merkmale: akanthokeratotische Dermalpapillenhypertrophie („cobble stone"), stellenweise Zentralkapillaren, graubläuliche zentropapilläre Melanophagen, konfluierende Papillarkörper, interpapilläre Keratinstege (männlich, 60 Jahre; Auflicht-Öl 13,0:1)

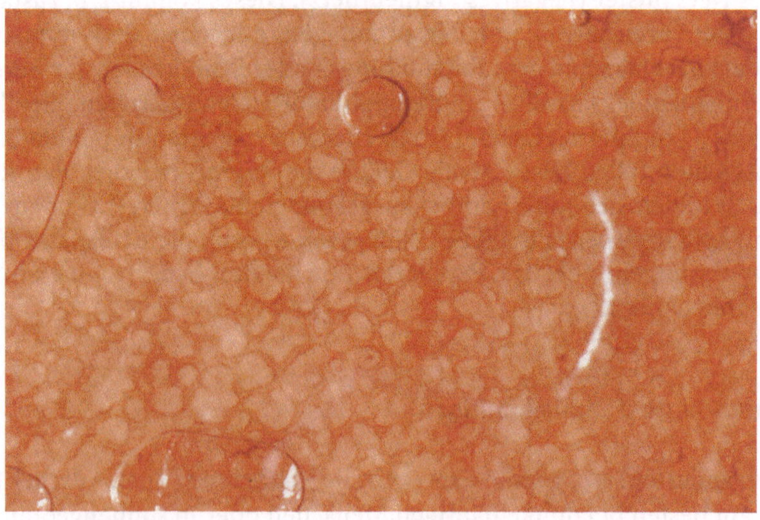

Abb. 33. Durchgehend pigmentierte doppelkonturierte Reteleisten der Rückenhaut einer dunkelhäutigen Frau, vereinzelt punktiforme Papillenkapillaren (weiblich, 37 Jahre; Auflicht-Öl 13,0:1)

Abb. 34. Papillenkapillaren am Unterschenkel einer hellhäutigen Frau, gering ausgeprägte Hornschicht (weiblich, 38 Jahre, Auflicht-Öl 5,5:1)

Papillarkörper in heller Haut

Hier gelingt eine sichere Lokalisation des Papillarkörpers nur dann, wenn eine Zentralkapillare erkennbar ist. Bei hellhäutigen Menschen mit nicht zu stark ausgeprägter Hornschicht ist eine Identifizierung dieser Gefäße vor allem an der Unterschenkelhaut möglich (Abb. 34). Auch entzündliche Reaktionen und gefäßektatische nävoide Fehlbildungen lassen Zentralkapillaren hervortreten.

Zentropapilläres Pigment

In Dermalpapillen des Stratum papillare übergetretene Erythrozyten oder auch blutgefüllte subepidermale papillär-angiomatöse Aussackungen machen die Grenzen dieser mikroanatomischen Einheit sichtbar. Als Beispiel dient das Bild einer Purpura fulminans. Nach initialer intrakapillärer Thrombenbildung (Abb. 35) kommt es im Rahmen einer Verbrauchskoagulopathie zum Austritt von Erythrozyten in das Korium (Abb. 36). Ebenso können subepidermale mit Blut und/oder Lymphflüssigkeit gefüllte angiomatös-kavernöse Räume (Lakunen) den Papillarkörper füllen und ausweiten (Abb. 37). Umschriebene zentropapilläre Pigmentierungen durch Melanozyten, Nävozyten und/oder atypische Melanozyten sind für Spitznävi, dysplastische Nävi und maligne Melanome charakteristisch (Abb. 38).

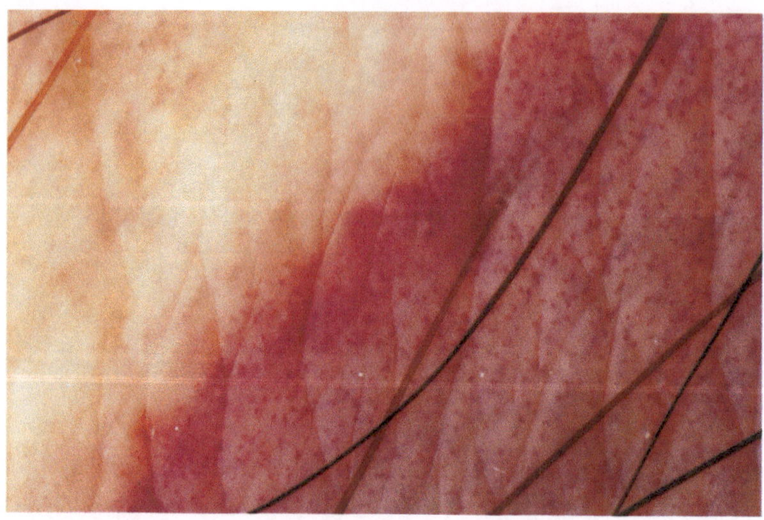

Abb. 35. Initialer Herd einer Purpura fulminans der Bauchhaut bei E. coli-Sepsis. Merkmale: durch intravasale Thrombenbildung sichtbare Papillenkapillaren, normale Hautfelderung, periphere Suffusionen (männlich, 50 Jahre; Auflicht-Öl 5,5:1)

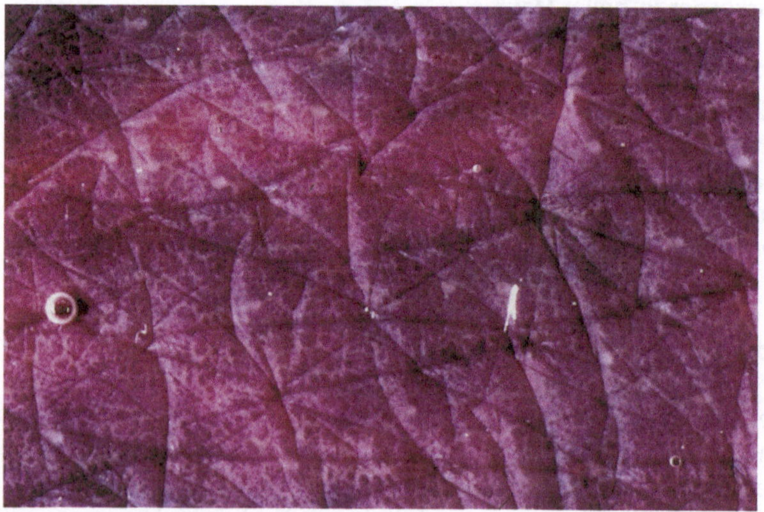

Abb. 36. Fortgeschrittene Purpura fulminans der Bauchhaut. Merkmale: stellenweiser Austritt von Erythrozyten in die Dermalpapillen, Ausbildung eines negativen Pigmentnetzes, randbetonte Suffusionen (männlich, 50 Jahre, Auflicht-Öl 5,5:1)

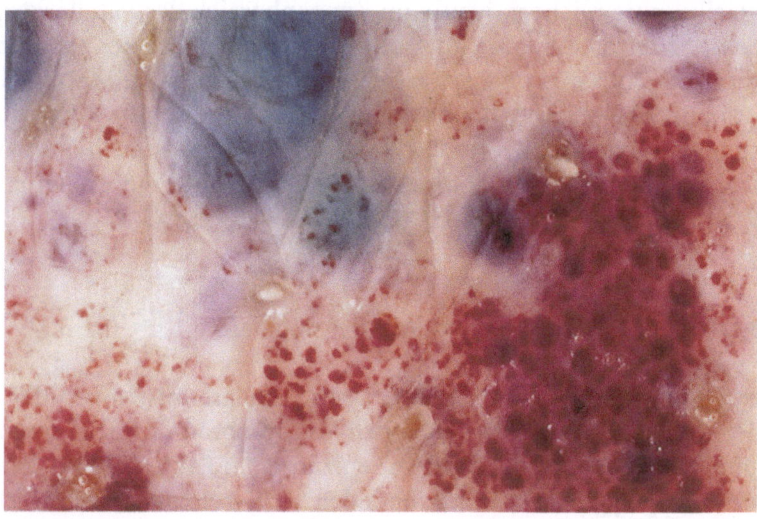

Abb. 37. Sekundäres Hämolymphangiom der Schulterregion. Merkmale: mit Erythrozyten und Lymphflüssigkeit gefüllte Lakunen (Papillarkörper), tiefer gelegene blau gefärbte Lakunen (männlich, 59 Jahre; Auflicht-Öl 5,5:1)

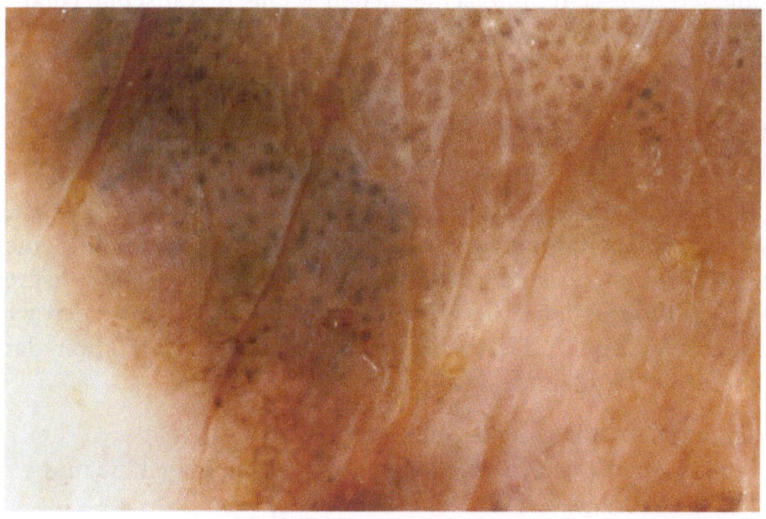

Abb. 38. Unklassifiziertes malignes Melanom, Clark-Level II, TD 0,5 mm, am Rücken (Ausschnitt). Merkmale: umschriebenes Areal mit schiefergrauem zentro-papillären Pigment (Melanophagen, atypische Melanozyten) (männlich, 79 Jahre; Auflicht-Öl 5,5:1)

Pigmentzelltumore reichern häufig im Kuppenbereich des Papillarkörpers oberhalb der Zentralkapillaren unterschiedlich dicht gepacktes Melanin an, das in der Auflichtprojektion sphärisch erscheint, so genannte zentropapilläre Globuli. Sowohl Melanophagen ohne transepidermale Pigmentausschleusung, graublau, schiefergrau oder grauschwarz, als auch Nävozyten bzw. atypische Melanozyten können das Phänomen der zentropapillären Globuli verursachen (Abb. 39).

Junktionale Pigmentzellnester im Stratum papillare

Melaninpigmentierte Zellnester des Stratum papillare im Bereich der dermoepidermalen Junktionszone sind durch ihre graubräunliche bis graubläuliche Tönung stratigraphisch unschwer einzuordnen (Abb. 40). Die runden, ovalären oder polygonalen Herde befinden sich zwischen den Maschenöffnungen oder im Papillenzentrum. Verschiedentlich ragen sie von den Reteleisten ausgehend in den Papillarkörper hinein. Die Zellnester sind relativ gleichmäßig pigmentiert, meist kleiner als 0,1 mm im maximalen Durchmesser, irregulär über die Läsion verteilt und in gleichen Evolutionsstadien anzutreffen, ganz im Gegensatz zu atypischen Melanozytennestern maligner Melanome. Letztere besitzen Durchmesser bis zu etwa 0,45 mm, sie produzieren in sehr unterschiedlichen Mengen transepidermal wanderndes Pigment, das den Ursprungsherd überlagern kann.

8.5.2 Stratum reticulare

Das bis zu 2,5 mm dicke Stratum reticulare enthält grob ausgebildete Kollagenfaserbündel. Hautanhangsgebilde reichen bis tief in diese Schichten hinein. Im Stratum reticulare sind der obere und tiefe (Subkutisgrenze) dermale Gefäßplexus lokalisiert. Diese Formationen stellen einen wichtigen topographischen Indikator für eine dermale Stratifikation dar. Zu unterscheiden sind folgende drei Etagen:

- das subpapilläre horizontale Gefäßnetz,
- der Bereich korialer schräg aufsteigender Kandelabergefäße und
- das tiefe horizontale Gefäßnetz.

Subpapilläres horizontales Gefäßnetz

Punkt- bzw. kommaförmige Zentralkapillaren sind Hautgefäße in unmittelbarer Nachbarschaft der Epidermis. Sie versorgen jeweils einen bindegewebigen Papillarkörper und sind auflichtmikrokopisch als rote Pünktchen

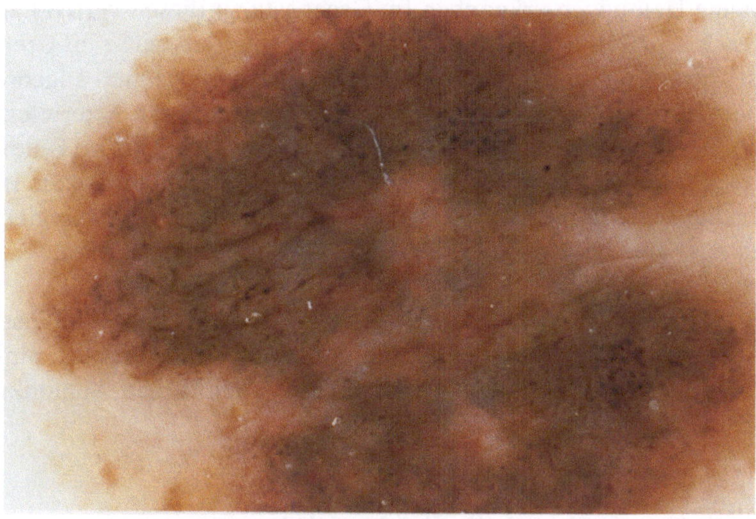

Abb. 39. Dysplastischer Compoundnävus am Unterbauch. Merkmale: unterschiedlich stark pigmentierte schiefergraue zentropapilläre Globuli, aufgehellte Umgebung, bräunliche Keratinstege (weiblich, 20 Jahre; Auflicht-Öl 5,5:1)

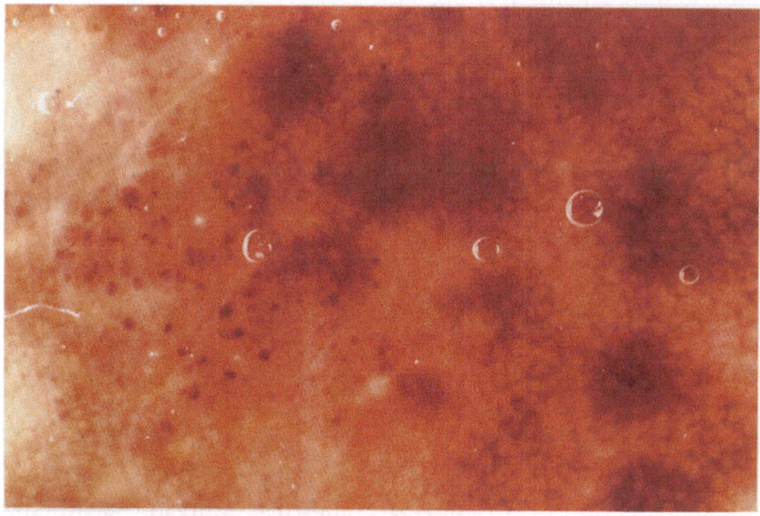

Abb. 40. Junktionsnävus am Rücken (Ausschnitt). Merkmale: bräunlich-graue und graubläuliche Rundherde (junktionale Melanozytennester), einzelne zentropapilläre Punktkapillaren (weiblich, 47 Jahre; Auflicht-Öl 5,5:1)

oder kleine Halbbögen erkennbar. Im Gegensatz zu diesen vertikal ausgerichteten Kapillaren der Dermalpapillen sind die Blutgefäße im Grenzbereich des Stratum papillare zum Stratum reticulare horizontal angeordnet. Der obere Plexus besteht aus einem dichten Netzwerk von Arteriolen und Venolen. Der venöse Schenkel bestimmt die Tönung der Haut. Im Falle einer Erythrosis faciei („Couperose") bildet sich der horizontale Plexus in der Auflichtebene ab (Abb. 41). So genannte Pinselfiguren (Teleangiectasia arborescens) entstehen aus permanent dilatierten Venolen des subpapillären Gefäßsystems (Abb. 42).

Eine Vermehrung des kollagenen Bindegewebes (Fibrose, Sklerose) im oberen Stratum reticulare verursacht ein opak-weißliches bis pinkfarbenes Kolorit. Gefäßreiche Bindegewebstumore nennt man Angiofibrome (Abb. 43).

Koriale schräg aufsteigende Kandelabergefäße

Die korialen Kandelabergefäße projizieren sich nur bei hochgradig atrophischer Haut in die Auflichtebene, z. B. Sklerodermie. Vertikale Punktkapillaren rarefizieren. Neben dem oberflächlichen horizontalen subpapillären Netz lassen sich schräg aufsteigende, in der Tiefe verdämmernde, Kandelabergefäße erkennen (Abb. 44).

Horizontaler tiefer Gefäßplexus

Im unteren Korium, an der Grenze zur Subkutis, befindet sich ein horizontal angelegtes Gefäßnetz. Außer bei Exkoriationen oder Ulzerationen gelingt ein auflichtmikroskopischer Blick in diese Schicht nicht.

8.6 Hautanhangsgebilde

8.6.1 Haar-Talgdrüsen-Follikel

Man unterscheidet drei Arten von Haar-Talgdrüsenfollikeln: Terminalhaar-, Vellushaar- und Talgdrüsenfollikel. Terminalhaare füllen den gesamten Follikelkanal aus und können bis in die Subkutis reichen. Im Vergleich zur Größe der Haare sind beim Terminalhaarfollikel die Talgdrüsen relativ klein. Auflichtmikroskopisch zeigt sich ein targetoider Aspekt (Abb. 45). Das Zentralhaar (Haarschaft) ist von einem gelblich-opaken Ring umgeben. Dieser entspricht dem in den Follikelkanal abgesenkten Stratum granulosum (innere Wurzelscheide). Nach außen folgt ein breiterer gelb-

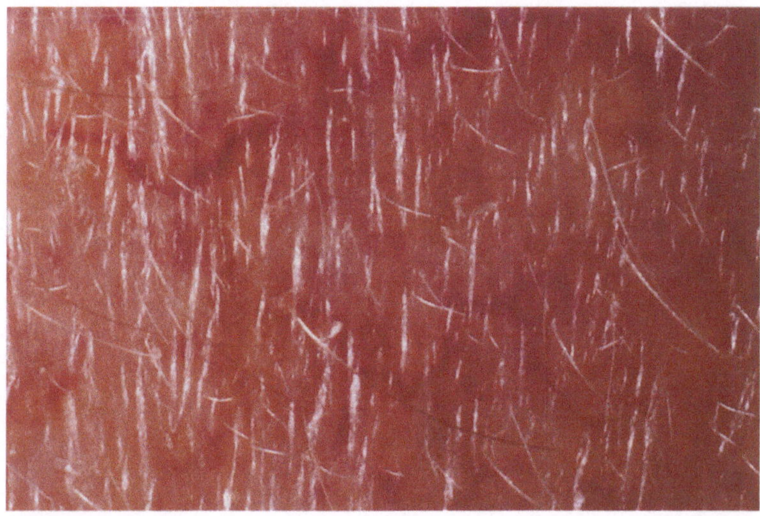

Abb. 41. Erythrosis faciei der Wangenhaut. Merkmale: Ektasien des subpapillären horizontalen Gefäßplexus, parallel verlaufende Strichreflexe der Hautfelder, Vellushaarfollikel (weiblich, 34 Jahre; Auflicht 5,5:1)

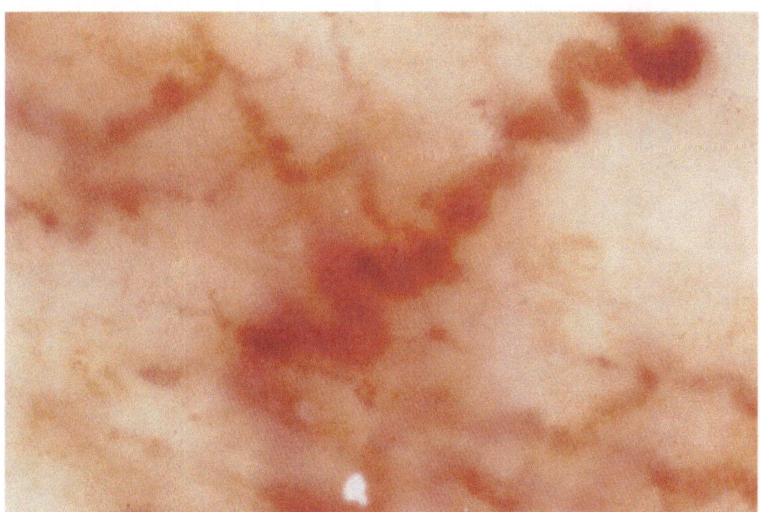

Abb. 42. Teleangiectasia arborescens am Unterschenkel. Merkmale: geschlängelte, horizontal verlaufende Venolen, stellenweise lassen sich Einzelerythrozyten identifizieren (weiblich, 74 Jahre; Auflicht-Öl 13,0:1)

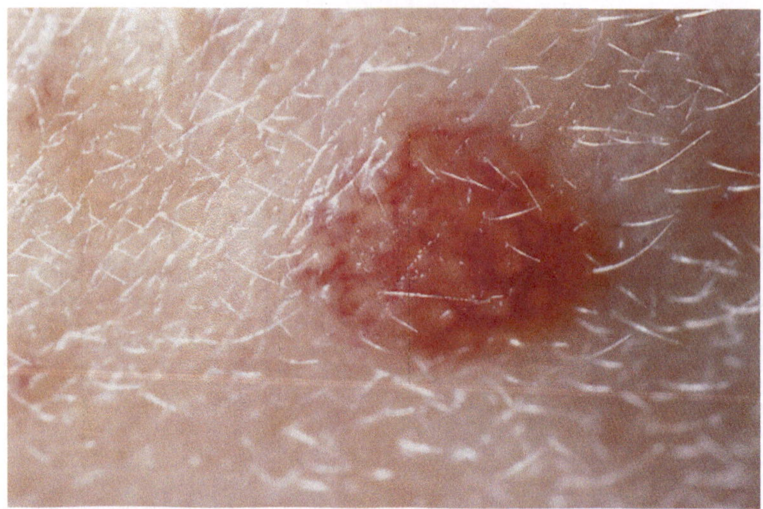

Abb. 43. Adenoma sebaceum im Gesicht bei tuberöser Hirnsklerose (Morbus Bourneville). Merkmale: rötlich-opake Fibrosezonen, horizontale Angiektasien, multiple Talgdrüsenfollikel (weiblich, 11 Jahre; Auflicht 5,5:1)

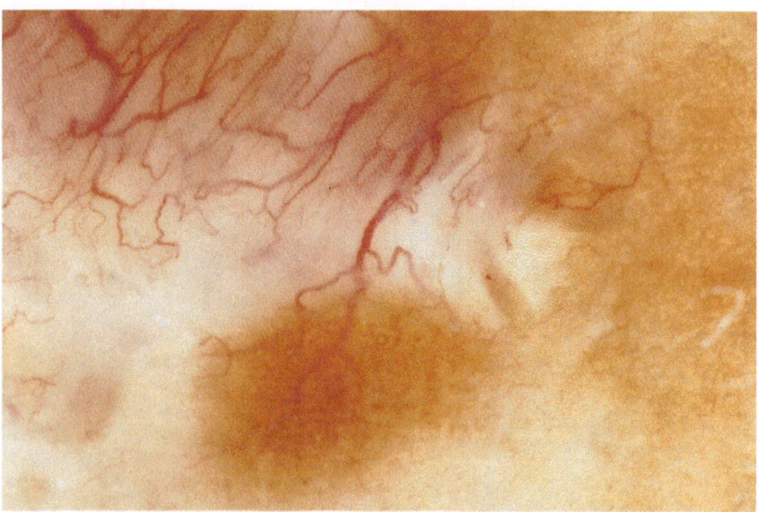

Abb. 44. Sclerodermia circumsciptum der Schulterregion. Merkmale: schräg aufsteigende Kandelabergefäße in der mittleren Dermis, subepidermaler horizontaler Gefäßplexus (weiblich, 11 Jahre; 5,5:1)

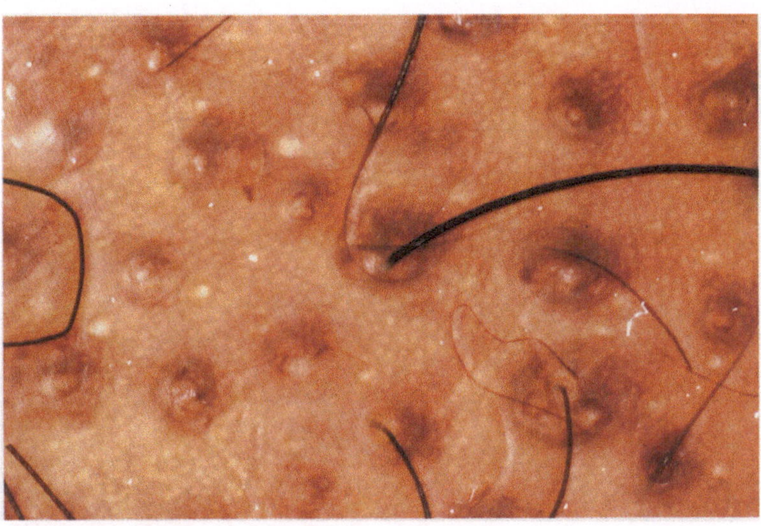

Abb. 45. Behaarte Kopfhaut eines Schwarzafrikaners. Merkmale: targetoide Terminalhaarfollikel, peripherer Pigmentring (melanozytenbesetztes Stratum basale), interfollikuläres Pigmentnetz, helle Schweißdrüsenostien (männlich, 35 Jahre; Auflicht-Öl 5,5:1)

lichweißlich-opaker Ring aus vitalen Keratinozyten des Stratum spinosum (äußere Wurzelscheide). Peripher schließt sich ein schmaler brauner oder bräunlichgrauer Pigmentsaum an, der dem mehr oder minder melanozytenbesetzten Stratum basale entspricht. In Vellushaarfollikeln können die winzigen Wollhaare nicht immer mit bloßem Auge wahrgenommen werden. Vellushaare sind definitionsgemäß kürzer als 2 cm, sie besitzen einen Durchmesser von etwa 0,03 mm. Auflichtmikroskopisch stellt sich das Follikelzentrum als gelblichbräunlicher Punkt oder Scheibe dar (Abb. 46). Ansonsten findet sich ebenso wie beim Terminalhaarfollikel der typische targetoide Aspekt. Die nur dem Menschen eigenen Talgdrüsenfollikel weisen mit 0,1 bis 0,4 mm im Durchmesser die größten Ausführungsgänge auf (Abb. 47). Das Lumen ist angefüllt mit einer gelblichbräunlichen Masse (zerfallende Horn- und Talgdrüsenzellen, Lipide). Der zentrale Talg- und Keratinpfropf wird von einem feinen, oft abgebrochenen Vellushärchen durchbohrt. Das histologische Schnittbild ist gekennzeichnet durch relativ große lobuläre Talgdrüsen. Auch bei den Talgdrüsenostien zeigt sich in der Auflichtebene ein zielscheibenartiger Aufbau, allerdings im Unterschied zu den anderen Follikelarten, umgeben von einem sehr schmalen Ringsystem.

Eine autoimmunogene Keratinozytolyse, z.B. im Rahmen eines Lupus erythematodes chronicus discoides, führt zur Ausbildung eines weißlichen Rings (Abb. 48) im Bereich der inneren Wurzelscheide (vakuolig degenerative Veränderungen der basalen Keratinozyten).

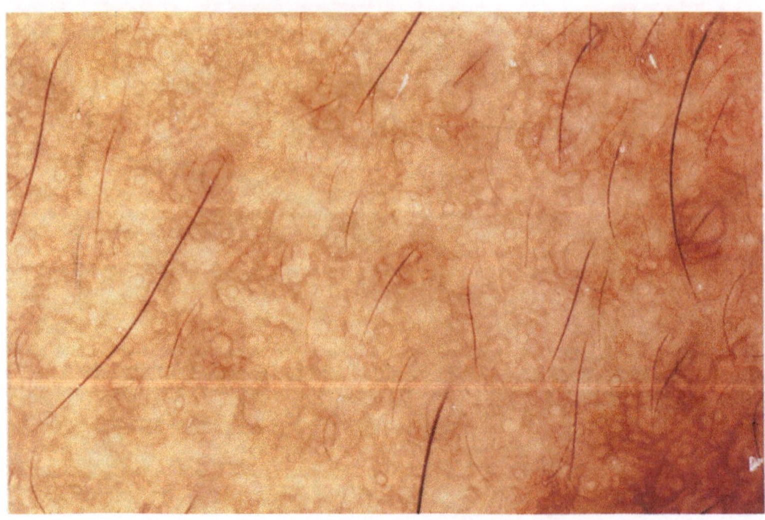

Abb. 46. Vellushaarfollikel der Wangenhaut einer dunkelhäutigen Frau: Merkmale: targetoide Vellushaarfollikelostien, interfollikuläres Pigmentnetz, helle Schweißdrüsenostien (weiblich, 26 Jahre; Auflicht-Öl 5,5:1)

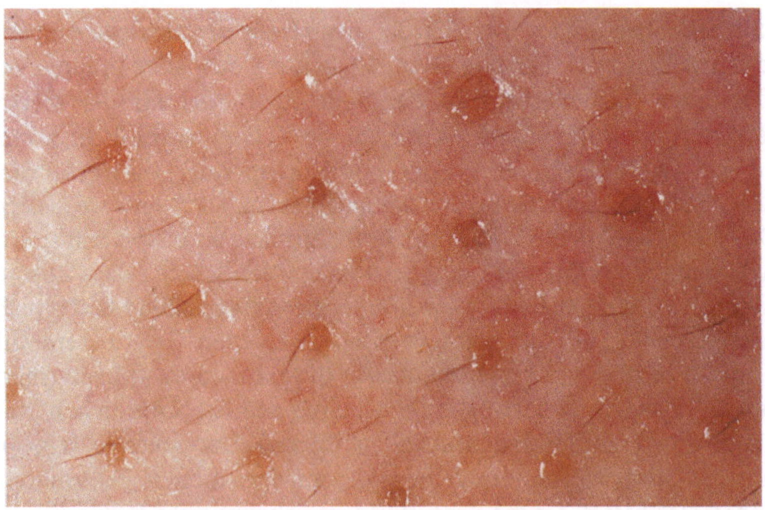

Abb. 47. Talgdrüsenfollikel der Perinasalregion. Merkmale: weite Ostien mit Hornpfröpfen und winzigen Vellushärchen, Mikrokomedonen, Seborrhoe (pünktchenartig unterbrochene Reflexlinien; männlich, 21 Jahre; Auflicht 5,5:1)

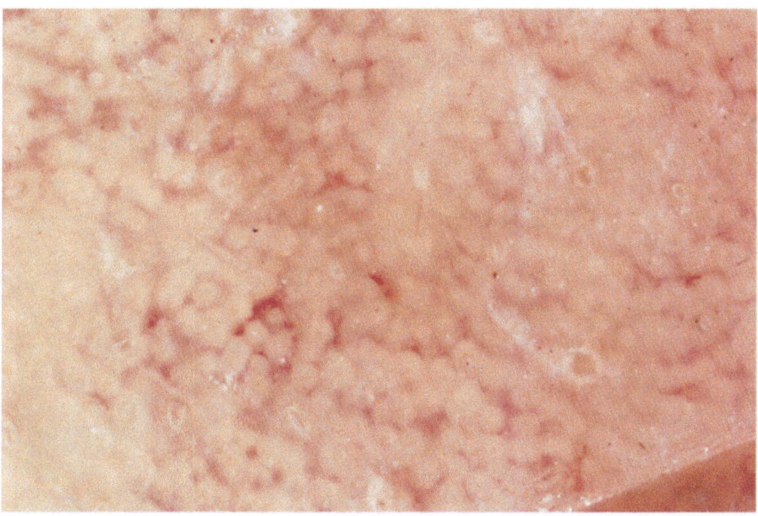

Abb. 48. Initialer Lupus erythematodes discoides der Wangenregion. Merkmale: perifollikulärer weißer Ring (autoimmunogene Keratinozytolyse), interfollikuläre Gefäßektasien (weiblich, 34 Jahre; Auflicht-Öl 5,5:1)

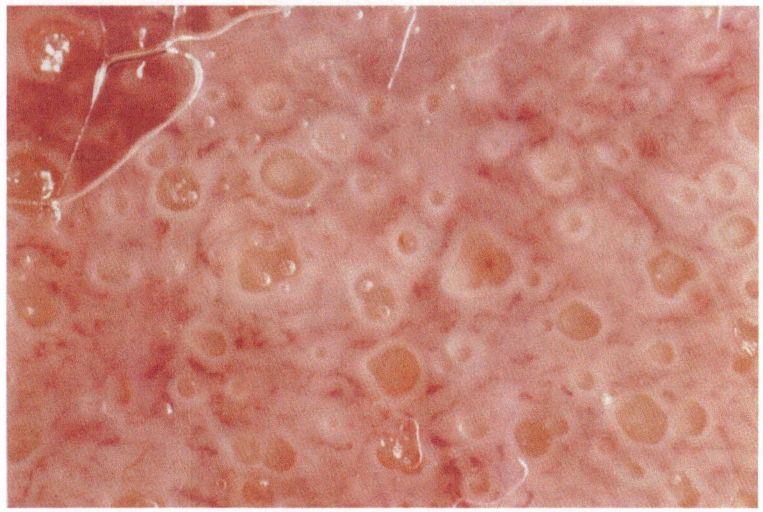

Abb. 49. Chronischer Lupus erythematodes discoides im Gesicht. Merkmale: follikuläre Hornpfröpfe, weißlicher Keratinring (autoimmunogene Keratinozytolyse), interfollikuläre aneurysmatische Gefäßektasien (weiblich, 60 Jahre; Auflicht-Öl 5,5:1)

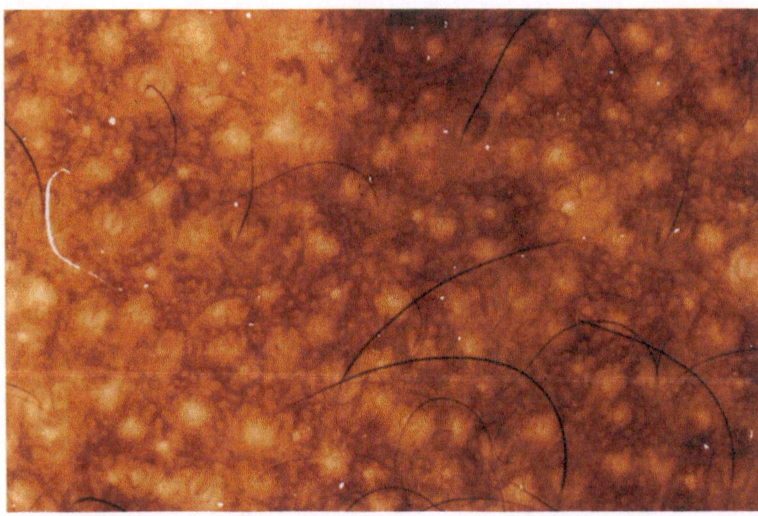

Abb. 50. Runde Schweißdrüsenostien (ohne Binnenstruktur), Haar-Talgdrüsen-ostien, interfollikuläres Pigmentnetz der Stirnhaut eines Schwarzafrikaners (männlich, 33 Jahre; Auflicht-Öl 5,5:1)

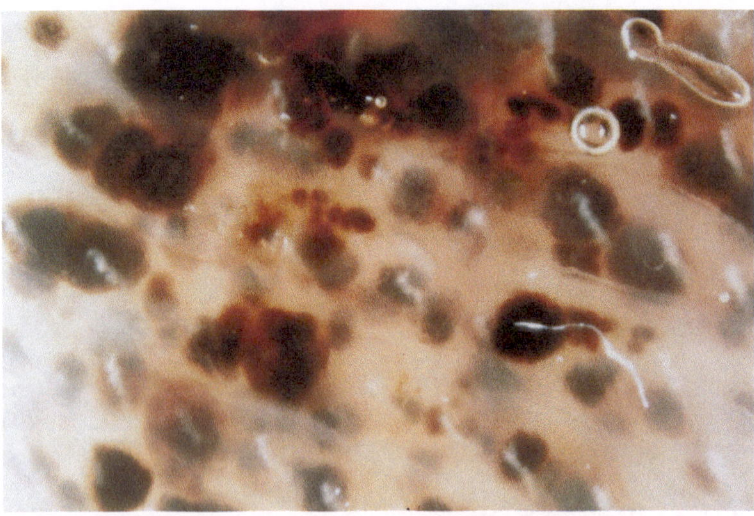

Abb. 51. Korkenzieherartig gewundene Schweißdrüsen-Ausführungsgänge im Bereich einer „black heel" (männlich, 25 Jahre; Auflicht-Öl 5,5:1)

In diesem Stadium können Laborwerte, Serologie und Histologie noch unauffällig sein. Fortgeschrittene Stadien entwickeln das so genannte Tapeziernagel-Phänomen mit basal spitzkegelig geformten Hornpfröpfen (Abb. 49).

8.6.2 Schweißdrüsenfollikel

Glandulae sudoriferae werden unterschieden in ekkrine (freie) Schweißdrüsen, die der Thermoregulation dienen und in apokrine, follikelgebundene Formen (nasolabial, axillär, inguinal, zirkumanal), die mit Duftstoffen angereicherten, lipidhaltigen viskösen Schweiß liefern. Die ekkrinen Drüsen, mit einem Lumen von 0,02 mm und einem umgebenden weißlichen Hof von 0,08 mm (fehlende Melanineinlagerung!), sind bei hellhäutigen Menschen außer in der Palmoplantarregion nur identifizierbar, wenn die Haut der Umgebung verstärkt pigmentiert ist. Dunkelhäutige oder stark sonnengebräunte Personen weisen dagegen am gesamten Integument gut erkennbare Schweißdrüsenostien auf (Abb. 50). An Palmae und Plantae ist die Dichte am höchsten, etwa 350 pro cm^2. Es folgen mit abnehmender Dichte Stirn, Stamm, Gesäß und Extremitäten. Die Durchmesser der Ostienareale sind stets von gleicher Größe, in regelmäßigen Abständen von ca. 0,3 bis 0,6 mm angeordnet und im Gegensatz zu den Haarfollikeln ohne Binnenstruktur. Einblutungen, z. B. bei der „Tennisspielerferse", können im tangentialen Blickwinkel die nichtpigmenteinlagernden, epidermalen korkenzieherartigen Ausführungsgänge sichtbar werden lassen (Abb. 51).

9 Vitalhistologische Kriterien maligner Melanome und kutaner Melanommetastasen

Die klinische Diagnose von mehr als 6 mm im maximalen Durchmesser messenden malignen Melanomen bereitet im Allgemeinen außer bei hypo- oder amelanotischen Formen kaum Probleme. Da das begrenzte Auflösungsvermögen des Auges ab einem Tumordurchmesser von 5 mm und darunter eine zweifelsfreie Diagnose nur selten zulässt und auch die Lupe zur Differenzierung nicht immer ausreicht, ist in derartigen Fällen die Auflichtmikroskopie von Nutzen [28, 63, 67, 74]. Im eigenen Krankengut waren 17 % der auflichtmikroskopisch dokumentierten Melanome kleiner als 6 mm im Durchmesser. Vom Clark Level I bis V kamen in diesem Kollektiv alle Invasionsstufen vor. Die mittlere Tumordicke betrug 0,76 ± 0,23 mm. Histologische und auflichtmikroskopische Kriterien entsprachen denen der großen Läsionen [63]. Allerdings folgten die klinischen Erscheinungsformen nicht der klassischen ABCDE-Regel. Die Pigmentmuster zeigten überwiegend symmetrisch angelegte Architekturen, regelmäßige Randbegrenzungen und Pigmentverteilungen.

Tumoreindringtiefen nach Clark umfassen 5 mikroanatomisch definierte Stufen (Level), die auch vitalhistologische Bedeutung [51] besitzen: I = Melanoma in situ, II = Tumorzellen vereinzelt im Stratum papillare, III = Tumorzellen füllen das Stratum papillare aus, IV = Tumorzellen im Stratum reticulare, V = Tumorzellen penetrieren das subkutane Fettgewebe. Einzelne oder zu Nestern aggregierte, meist epitheloide und/oder spindelzellige atypische Melanozyten durchsetzen die Epidermis. Subläsionale Entzündungsinfiltrate enthalten Melanophagen. Die Zellen weisen eine relativ große Anzahl von Mitosen auf und zeigen zur Tiefe hin keine abnehmende Zell- und Kerngröße. Atypische Melanozyten durchsetzen Adnexepithelien. Fokale Fibrosierungen, Gefäßneubildungen [33, 45, 48, 83] und locker angehäufte Melanophagen ergänzen das histologische Bild.

9.1 Melanomkriterien mit hoher Spezifität (>95%)

9.1.1 Sakkuläres Muster (gelblich-bräunlich, rötlich-bräunlich-grau, rot-hellbraun, rotblau, graublau)

Der Begriff „sacculus" (Säckchen) stand vor allem im amerikanischen Schrifttum für pathologische flüssigkeitsgefüllte Hohlräume, z.B. in Form von endothelausgekleideten, mit Blut und/oder Lymphe angereicherten Kavernen des Stratum papillare bei Hämangiomen [29]. Hierfür besser geeignet wäre der Ausdruck „lacus" (See im Sinne von Blutsee), „Lagune" (geographisch: ein durch Nehrung vom Meer abgeschnürter flacher Meeresteil) oder „lacuna" (spaltförmige oder trogartige Vertiefung bzw. Hohlräume). Während eine „lacuna" überwiegend mit Flüssigkeit, z.B. Blut, Lymphe, angefüllt ist, beinhalten „sacculi" korpuskuläre Elemente, z.B. atypische Melanozyten. Unterschiedlich rasch proliferierende junktionale Zellnester maligner Melanome projizieren sich im Auflicht als „säckchenartige" Gebilde (sakkuläres Muster, Sacculi). Die Sacculi erscheinen als einzelne bzw. gruppierte runde, ovaläre oder polygonale sphärische Formationen und Scheiben mit Durchmessern bis zu 0,45 mm (Abb. 52). Atypische Melanozytennester entwickeln ein ungleichmäßiges Wachstum in der Epidermis, Junktionszone, Papillarkörper oder auch innerhalb präformierter hypertrophischer Dermalpapillen. Im Vergleich zu irregulär pigmentierten Pflastersteinmustern („cobble-stone") aus polygonalen, durch Keratinleisten begrenzten Schollen in benignen Nävi, weisen Sacculi meist unscharfe, eher verschwommene Grenzen und innerhalb eines Zellnestes homogene Pigmentierungen auf. In lakunären Mustern von Haemangiomen existieren weder die für Sacculi typischen transepidermalen Pigmentausschleusungen noch Spuren eines Pigmentnetzwerkes. Transepidermal abgegebenes Melanin kann den Ursprungsherd überlagern und eine Lokalisation der Sacculi in oberen epidermalen Schichten vortäuschen. Im eigenen Krankengut fanden sich sakkuläre Muster bei Melanomen höherer Tumorinvasionsstufen des Clark Level III–IV [49]. Je nach Pigmentgehalt oder dem Grad einer Neovaskularisierung erscheinen Sacculi gelblichbräunlich, rötlichbräunlich-grau, rot-hellbraun, rotblau oder graubläulich getönt. Schnell wachsende raumfordernde Melanozytennester erweitern die Dermalpapillen und pressen das darin enthaltene Bindegewebe sowie entzündlich-reaktive Fibrosierungen gegen die Reteleisten oder in Richtung auf einen maligne proliferierenden Nachbarherd. Es entstehen negative Netzmuster oder weißliche Septierungen (Abb. 53). Melanomzellen infiltrieren und zerstören sukzessive die anatomisch vorgegebene Architektur der Papillarkörper, Reteleisten und Anhangsgebilde. Zellneubildungen verlaufen in unterschiedlichen Geschwindigkeiten, so dass ein insgesamt inhomogenes Bild resultiert mit großen und kleinen Sacculi, die mehr oder minder

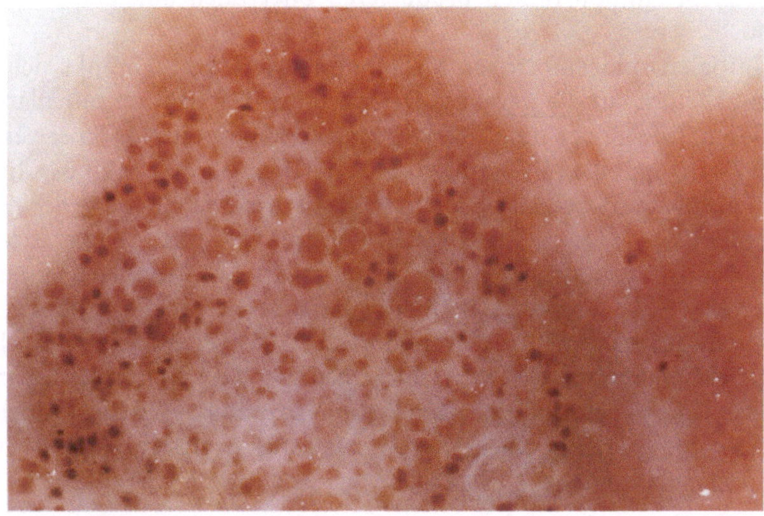

Abb. 52. Akrolentiginöses Melanom, Clark-Level V, TD 3,1 mm, an der Fußsohle (Ausschnitt). Merkmale: rötlich-bräunliches sakkuläres Muster mit und ohne weißlich-opake Septen, „brown dots" (weiblich, 83 Jahre; Auflicht-Öl 5,5:1)

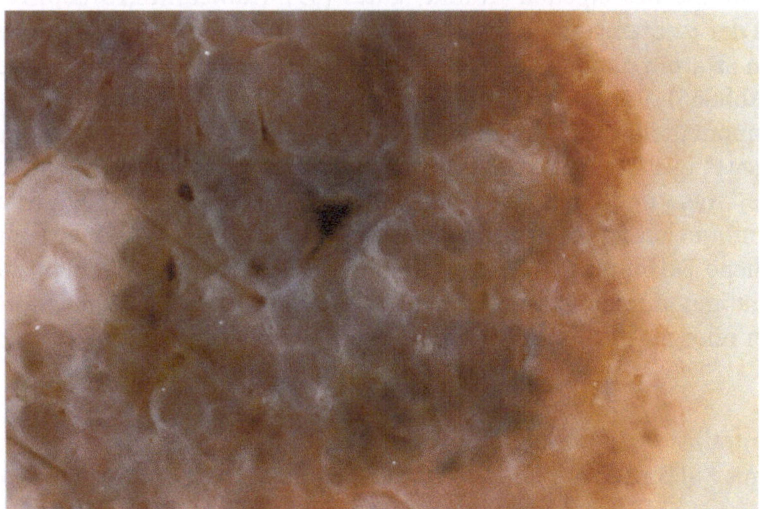

Abb. 53. Unklassifiziertes malignes Melanom, Clark-Level IV, TD 1,36 mm, in der Praeaurikularregion (Ausschnitt). Merkmale: teilweise septiertes gelblich-bräunliches und graubläuliches sakkuläres Muster (weiblich, 45 Jahre; Auflicht-Öl 5,5:1)

erhebliche Melaninportionen produzieren oder auch amelanotisch sein können.

Bei initialen epidermotropen Melanommetastasen beschränkt sich das Tumorwachstum auf die papilläre Dermis ohne das Stratum reticulare zu penetrieren. Infolge der ungezügelten Melanozytenproliferation erweitern sich die Dermalpapillen in Form von gleichartigen Sacculi (Abb. 54). Intraepidermale Melanomzellen breiten sich nicht horizontal über den dermalen Tumoranteil aus. Elongierte Reteleisten weisen periphere Collerette-Bildungen auf. Intratumoral sammeln sich atypische Melanozyten in endothelausgekleideten Räumen der oberen Dermis. Tumorzellen können Gefäße durchwandern oder in diese einbrechen (so genannte Tumorzellinfarkte). Bei Gefäßen mit einer einschichtigen Wand ist für den Histopathologen eine Unterscheidung zwischen Lymph- bzw. Blutgefäß nicht möglich. In etwa zwei Drittel der Fälle erfolgt die Metastasierung lymphogen (Lymphangiosis melanomatosa).

9.1.2 Exzentrische oder solitäre knotige Elevation (rötlich, livide, blau)

Knotige, leicht über das Hautniveau erhabene Elevationen fanden sich in exzentrischer Position bei über 30% der Level-IV- und über 20% der Level-III-Melanome des eigenen Krankengutes [49]. Auflichtmikroskopisch erscheint der Knoten stahlblau, wenn tumoröse Melanozytenagglomerate im unteren Stratum papillare an der Grenze zum Stratum reticulare lokalisiert sind (Abb. 55). Rasch vertikal wachsende papilläre oder subpapilläre Gefäßkomponenten verleihen dem Knoten eine rötliche bis livide Tönung. Bindegewebiger Ersatz bedingt rötlichweißliche opake Färbungen. Solitäre knotige, melaninpigmentierte neoplastische Elevationen, z.B. kutaner Melanommetastasen, weisen im Vergleich zu Naevi coerulei meist unterschiedliche Farbintensitäten innerhalb der Läsion auf wie hellblau, stahlblau, tintiges dunkelblau, graublau sowie digitiforme Ausläufer, wolkige Schleier oder periläsionale Erytheme (Abb. 56).

9.1.3 Intraläsionale horizontal verlaufende Gefäße mit Kaliberschwankungen und mikroskopischen Blutseen

Mehr als 30% der Melanome mit einer Eindringtiefe des Clark Level IV (Tumorinfiltration des oberen Stratum reticulare) wiesen im eigenen Krankengut [49] horizontale Verläufe ektatischer Gefäße sowie nur mikroskopisch sichtbare Hämorrhagieherde auf (ovaläre Blutseen). Die meisten neu gebildeten Gefäße sind gekennzeichnet durch aneurysmatische Aussackungen, polymorphe Formen, starke Kaliberschwankungen und Thrombenbildungen (Abb. 57).

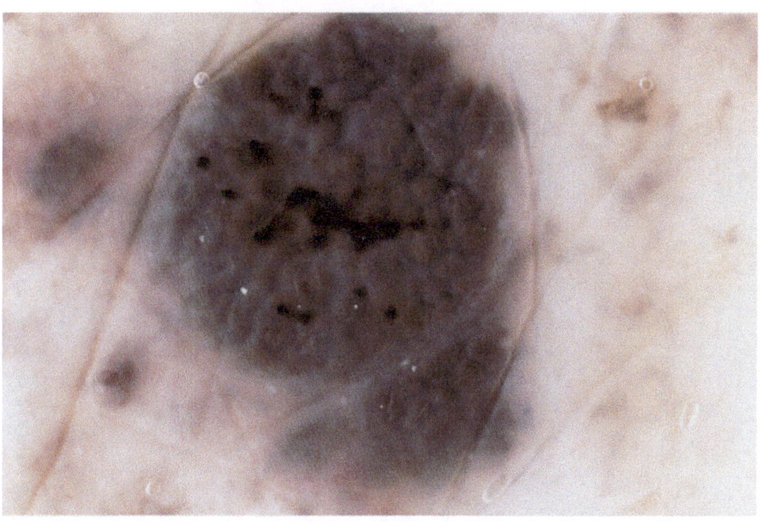

Abb. 54. Kutane Intransit-Metastase eines akrolentiginösen Melanoms am Unterschenkel (Ø 4 mm). Merkmale: septiertes graubläuliches sakkuläres Muster, transepidermal ausgeschleustes Pigment („brown/black dots"; weiblich, 78 Jahre, Auflicht-Öl 5,5:1)

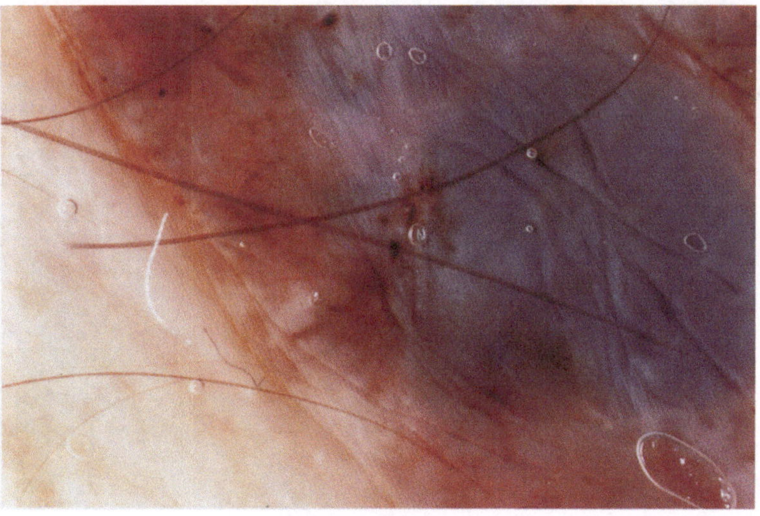

Abb. 55. Exzentrischer blauer Knoten in einem superfiziell spreitenden Melanom, Clark-Level III, TD 0,73 mm, in der Schulterblattregion (Ausschnitt; männlich, 58 Jahre; Auflicht-Öl 5,5:1)

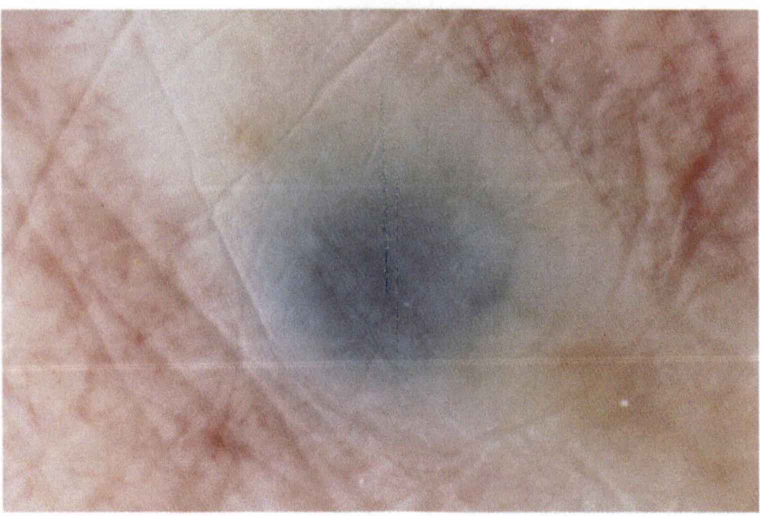

Abb. 56. Satellitenmetastase eines superfiziell spreitenden Melanoms der Schulterblattregion (∅ 2 mm). Merkmale: blauer Knoten mit diskreten aufgelagerten Gefäßen, wolkig bräunliches Pigment in der Peripherie, umgebendes teleangiektatisches Erythem (weiblich, 85 Jahre; Auflicht-Öl 5,5:1)

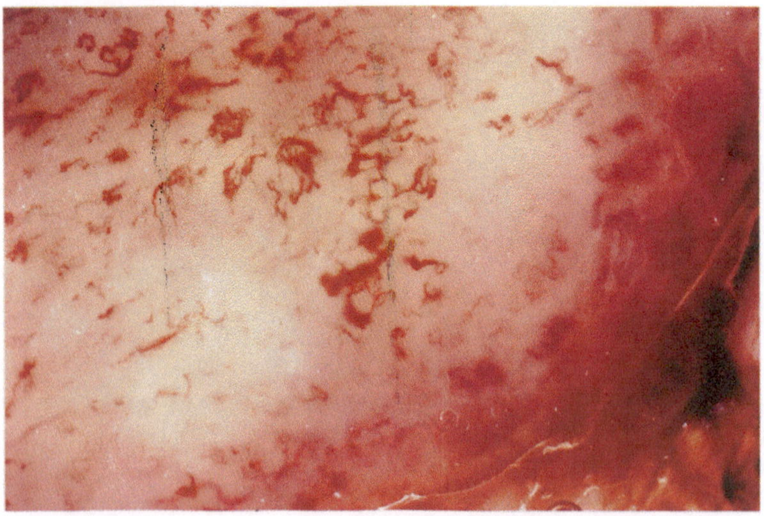

Abb. 57. Noduläres Melanom, Clark-Level IV, TD 4,58 mm, am Rücken (Ausschnitt). Merkmale: ektatische, aneurysmatische, horizontal verlaufende Gefäße, Polymorphie, mikroskopische Blutaustritte, weißlich-opaker bindegewebiger Ersatz (weiblich, 65 Jahre, Auflicht- Öl 5,5:1)

9.1.4 Weißlich-opake Septen bei Pigmentzelltumoren

Rasch proliferierende Tumorzellnester innerhalb des Papillarkörpers oder in präformierten hypertrophischen Dermalpapillen drücken die darin enthaltenen Bindegewebsanteile gegen noch intakte Reteleistenzapfen. Aufgrund dieser Verdrängungsreaktion sowie einer begleitenden entzündlich-reaktiven Fibrose und überlagerter epidermaler Hypergranulosen bilden sich weißlich-opake Septen, die sakkuläre Melanomzellnester umgrenzen (Abb. 58). Septierungen dieser Art fanden sich hauptsächlich bei Melanomen des Clark Level IV, selten bei niedrigeren Tumorinvasionsstufen [49].

9.1.5 Tief lokalisiertes graublaues/-braunes Netzfragment

Durch überlagerte, wenig pigmentierte Tumorzellmassen oder weit in die Tiefe reichende Retezapfen erscheinen verbreiterte und abrupt endende Netztrabekel graublau bis graubräunlich (Abb. 59). Das aus den Netzstegen transepidermal ausgeschleuste Melanin kann ein retikuläres korneales Projektionsmuster ausbilden. Dieses Phänomen wurde überwiegend bei Melanomen des Clark Level III angetroffen [49].

9.1.6 Weißlich- oder bläulich-opake Schleier (blue-white veil)

Als Folge einer reaktiven kompakten Hyperkeratose des Stratum corneum, kombiniert mit epidermaler Hypergranulose, bildet sich in der Projektionsebene ein opaker milchglasartiger Schleier ab. Der bläuliche Schimmer (Tyndall-Phänomen) entsteht durch Lichtreflexion in der Zone unterlagerter pigmentierter Melanozytennester (Abb. 60). Begleitende Neovaskularisationen vermitteln rötliche Tönungen.

9.1.7 Basisarchitektur aus polymorphen und/oder aneurysmatischen Gefäßen

Bereits bei In-situ-Melanomen kann die Gefäßkomponente einer durch neoplastisch-inflammatorische Prozesse ausgelösten Neovaskularisation alle anderen melanomtypischen Struktur- und Farbmerkmale überwiegen (Abb. 61). Meist finden sich als Hinweis auf das Vorliegen eines Pigmentzelltumors nur diskrete bräunlich-wolkige Areale oder eine schwach ausgebildete Hintergrundpigmentierung. Aneurysmatisch erweiterte Kapillaren mit ausgeprägten Kaliberschwankungen und mikroskopischen Blutungen sind charakteristisch. Polymorphe Gefäßfiguren erinnern an griechische Kleinbuchstaben (Minuskeln). Bei kutanen bzw. epidermotropen Melanommetastasen findet man nicht selten angiektatische Basismuster (Abb. 62).

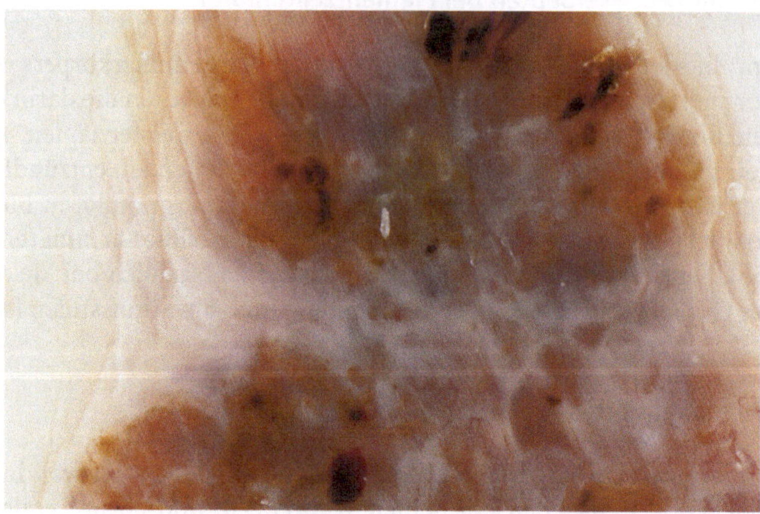

Abb. 58. Noduläres Melanom, Clark-Level IV, TD 1,85 mm, am Oberarm (Ausschnitt). Merkmale: weißlich-opake Septen, sakkuläres Muster, horizontal verlaufende Gefäße, ovalärer mikroskopischer Blutsee, black dots vor grauem Hintergrund (weiblich, 40 Jahre; Auflicht-Öl 5,5:1)

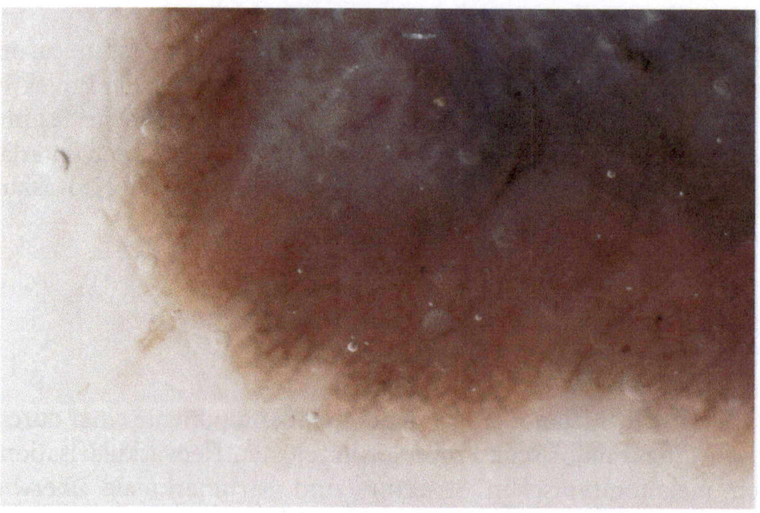

Abb. 59. Noduläres Melanom, Clark-Level IV, TD 3,5 mm, in der Flankenregion (Ausschnitt). Merkmale: peripheres tief lokalisiertes Netzfragment, „blue-white veil" über einem knotigen Anteil (weiblich, 72 Jahre; Auflicht-Öl 5,5:1)

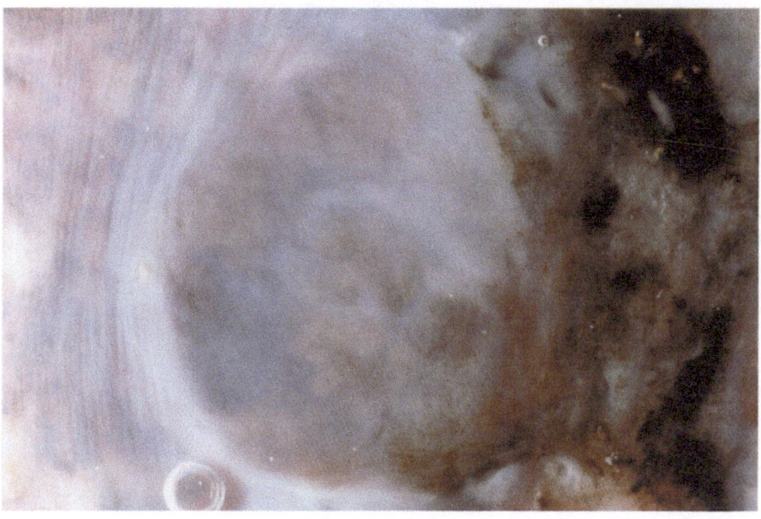

Abb. 60. Superfiziell spreitendes Melanom, Clark-Level III, TD 1,2 mm, am vorderen Thorax (Ausschnitt). Merkmale: „blue-white veil", Melanophagentrabekel, „brown/black dots" vor grauem Hintergrund (männlich, 61 Jahre; Auflicht-Öl 5,5:1)

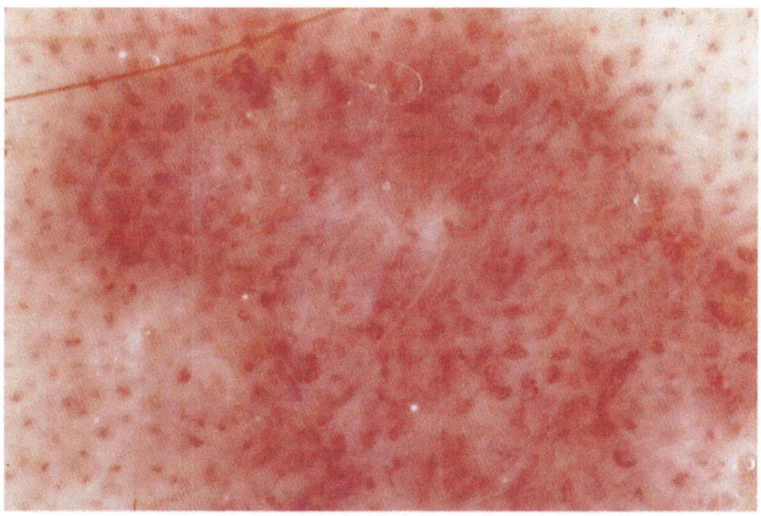

Abb. 61. Melanoma in situ am Oberschenkel (Ø 5,5 mm). Merkmale: Basisarchitektur aus polymorphen ektatischen Gefäßen (männlich, 41 Jahre; Auflicht-Öl 5,5:1)

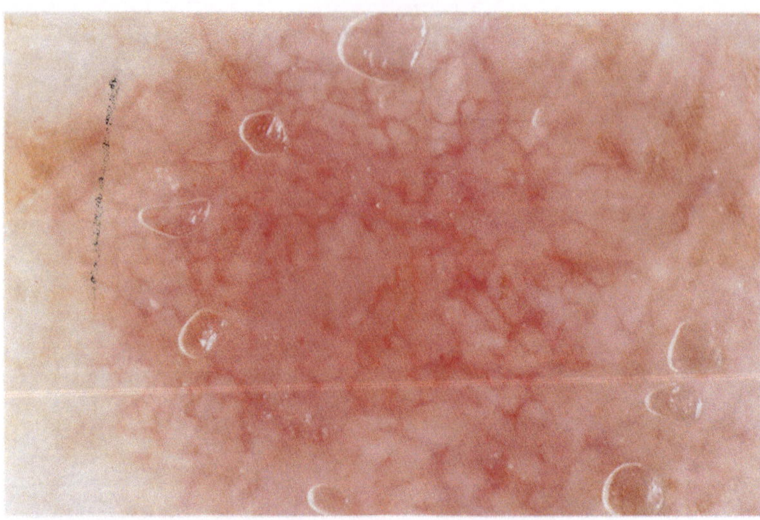

Abb. 62. Kutane Intransit-Melanommetastase eines akrolentiginösen Melanoms am Unterarm (∅ 5 mm). Merkmale: horizontal verlaufende ektatische und aneurysmatische Gefäße, bräunliche Pigmentschleier (weiblich, 68 Jahre; Auflicht-Öl 5,5:1)

9.1.8 Alabastergipsartige Lakunen

In etwa 30 % der malignen Melanome mit einem Clark Level III–IV sieht man auflichtmikroskopisch runde, ovaläre, längliche oder polyzyklische, wie ausgestanzt imponierende, mit grauweißlicher Gipsmasse gespachtelte lakunäre Gebilde [49]. Der Begriff „lacuna" ist definiert als spaltenförmige oder trogartige Vertiefung bzw. kavernöser Hohlraum innerhalb einer Läsion (Abb. 63). In der Gruppe der Pigmentzelltumore kommen ähnliche Veränderungen nur noch bei Rezidivnävi vor. Histologisch handelt es sich um fibröses Tumorersatzgewebe im unteren Stratum papillare an der Grenze zum Stratum reticulare. Oberhalb der Fibrosezonen, epidermal angesiedelt, finden sich oft noch Reteleistenfragmente und/oder Tumorzellanhäufungen.

9.1.9 Multiple läsionale oder periläsionale graue Pigmentverdichtungen

Irregulär angeordnete wolkig-graue oder graubraune Flecken innerhalb einer Läsion oder an ihrer Peripherie sind ein wichtiger diagnostischer Hinweis auf das mögliche Vorliegen eines desmoplastischen Melanoms (Abb. 64) oder einer epidermotropen Melanommetastase (Abb. 65). Histologisch zeigen sich Pigmentanreicherungen im Stratum papillare oder in der retikulären Dermis. Das Melanin ist überwiegend von Melanophagen phagozytiert.

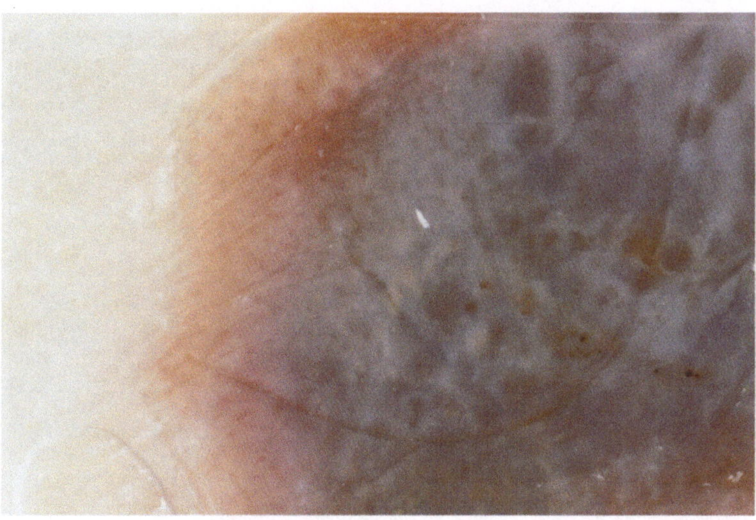

Abb. 63. Superfiziell spreitendes Melanom, Clark-Level IV, TD 2,22 mm, am Unterschenkel (Ausschnitt). Merkmale: alabastergipsartige Lakunen (Bildmitte), bläulich-graue Sacculi, brown dots vor blauem Hintergrund (weiblich, 53 Jahre; Auflicht-Öl 5,5:1)

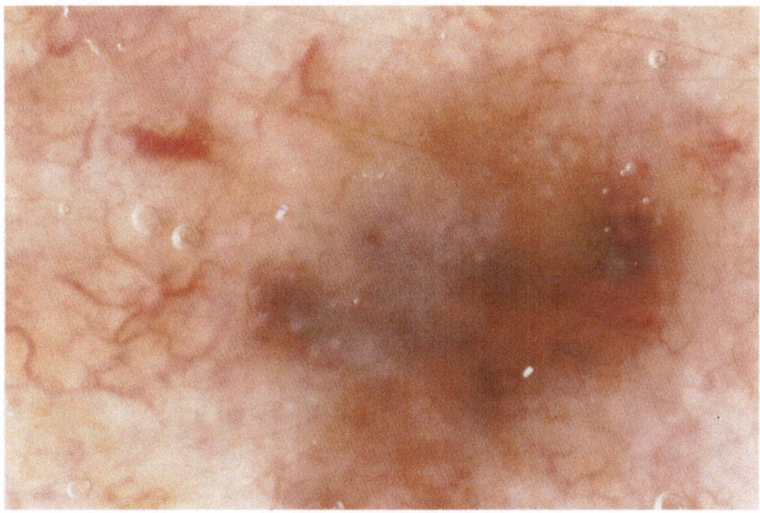

Abb. 64. Desmoplastisches Melanom bei Xeroderma pigmentosum, Clark-Level V, TD 1,68 mm, an der Wange (∅ 3,5 mm). Merkmale: multiple läsionale Pigmentverdichtungen, aneurysmatisch erweiterte Gefäße (männlich, 11 Jahre; Auflicht-Öl 5,5:1)

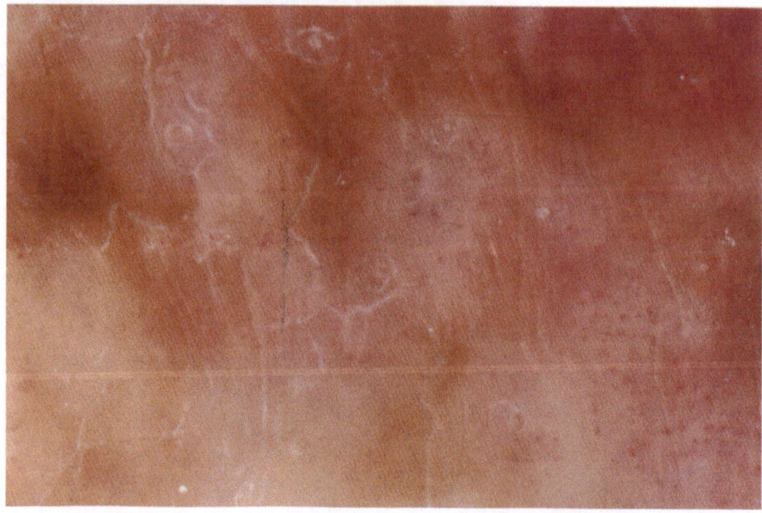

Abb. 65. Kutane Intransitmetastase eines superfiziell spreitenden Melanoms am Rücken (Ausschnitt). Merkmale: diskrete periphere graue Pigmentverdichtungen, Areal mit ektatischen Punktgefäßen (männlich, 62 Jahre; 5,5:1)

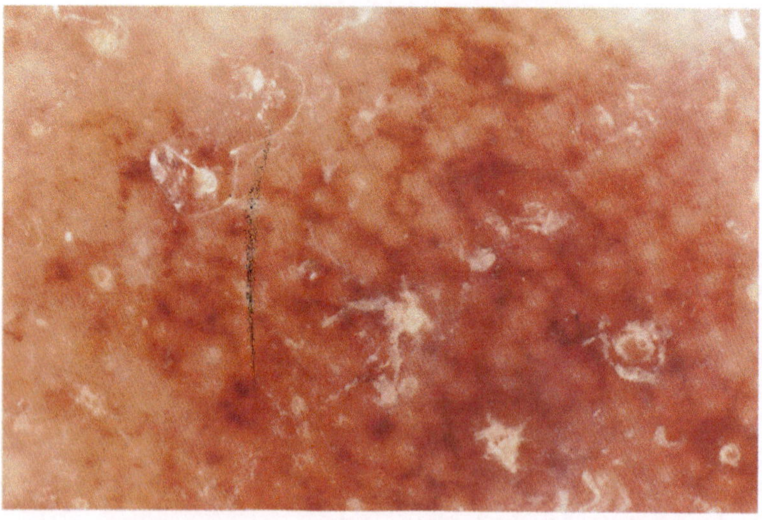

Abb. 66. Lentigo maligna Melanom, Clark-Level II, TD 0,2 mm, im Gesicht. Merkmale: Melanophagen-Pseudotrabekel, Follikelkeratosen (weiblich, 48 Jahre; Auflicht-Öl 5,5:1)

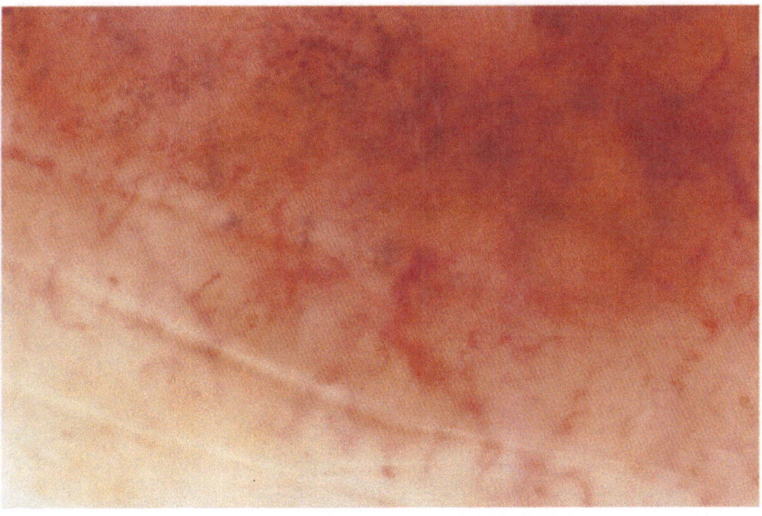

Abb. 67. Superfiziell spreitendes Melanom, Clark-Level IV, TD 0,44 mm, im Waden-bereich (Ausschnitt). Merkmale: diffus verteilte Melanophagentrabekel, Gefäß-ektasien, Follikelkeratosen, white veil (weiblich, 37 Jahre; Auflicht-Öl 13,0 : 1)

9.1.10 Melanophagen-Pseudotrabekel oder diffus verteilte Melanophagentrabekel

Mit locker aggregierten Melanophagen („peppering") angefüllte interfolli-kuläre Räume bilden in Regionen hoher Follikeldichte so genannte Pseudo-netzwerke aus (Abb. 66). Follikelostien entsprechen den Maschenzentren. Die Farbe der punktartig pigmentierten Pseudotrabekel erscheint bräun-lichgrau bis grauschwarz. Diffus über die Läsion verteilte Trabekel aus Me-lanophagen besitzen eine hohe Spezifität für maligne Melanome. Sie finden sich vor allem in regressiven Tumoren (Abb. 67). Grauviolette oder grau-bräunliche feine Trabekel aus grobkörnig verteilten Melanophagen bestim-men das Basismuster.

9.1.11 Zonal überlagerte Flecken (schwarz, braun, graublau, rötlich)

Übereinandergelagerte, unregelmäßig und unscharf begrenzte Flecken mit den Farbtönungen schwarz, braun, graublau und rötlich (Gefäßkompo-nente) können als Einzelphänomen initialer und sehr kleiner Melanome diagnostisch bedeutsam sein (Abb. 68). Histologisches Korrelat ist fleck-förmig eingelagertes Melaninpigment in allen Hautschichten, vom Stratum corneum bis hinab ins Stratum reticulare. Außerdem finden sich Melano-

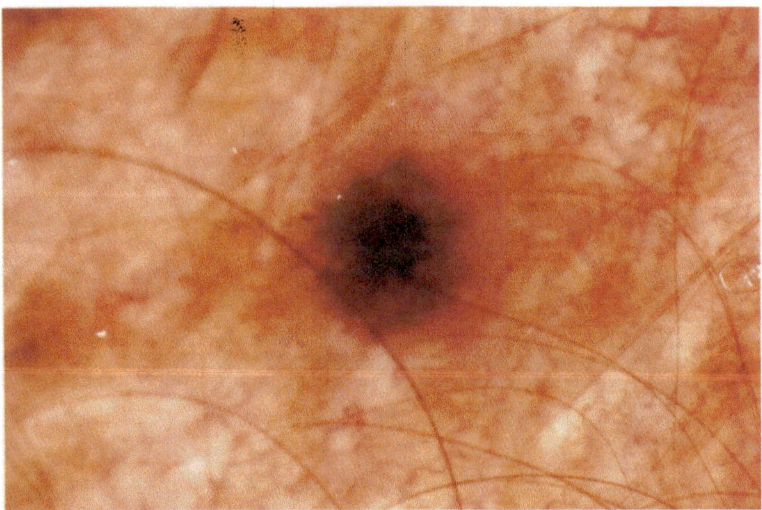

Abb. 68. 1,3 mm im Durchmesser messendes Melanom, Clark-Level II, TD 0,34 mm, in der Nackenregion. Merkmale: zonenartig überlagerte Flecken (schwarz, dunkelbraun, hellbraun, blaugrau, rötlich) (männlich, 12 Jahre; Auflicht-Öl 5,5:1)

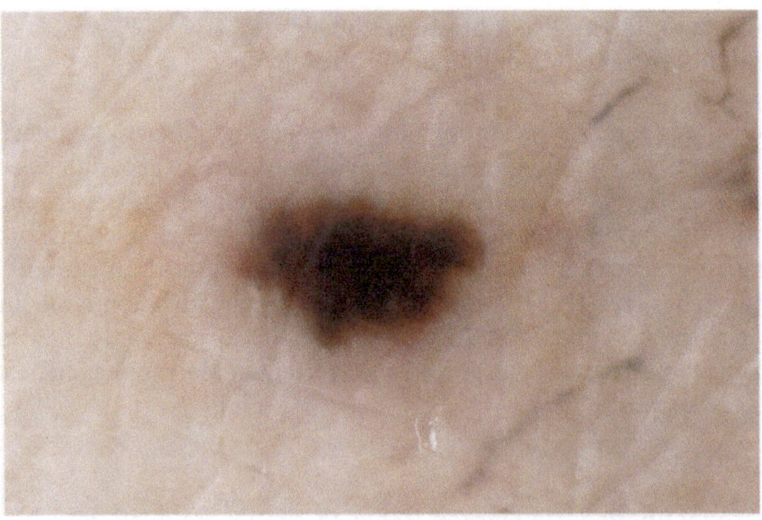

Abb. 69. Intransitmetastase eines akrolentiginösen Melanoms (Ferse) am Oberschenkel (∅ 2 mm). Merkmale: periläsionale graue Streifen (weiblich, 78 Jahre; Auflicht-Öl 5,5:1)

phagenagglomerate in der oberen Dermis sowie Kapillargefäßektasien und entzüdliche Infiltrate.

9.1.12 Läsion umgeben von grauen Streifen

In der näheren oder weiteren Umgebung epidermotroper Melanommetastasen, selten auch intraläsional bei tief invadierenden primären Melanomen, lassen sich bisweilen in der Auflichtebene graue oder graubraune, manchmal astartig verzweigte, durch die Epidermis schimmernde Streifen erkennen. Die Länge kann bis zu etwa 2 mm betragen (Abb. 69). Histopathologisch korrespondieren die Streifen mit Melanomzellinfarkten kutaner Lymph- oder Blutkapillaren. Bei Gefäßen mit einschichtiger Wand ist eine feingewebliche Unterscheidung zwischen Lymph- bzw. Blutgefäßen nicht möglich.

9.1.13 Milchglasartig bläulich-opake Areale mit komedoartigen Keratinpfröpfen

Zu den sehr seltenen Melanomvarianten gehört neben desmoplastischen und polypösen Formen das verruköse Melanom. Der verruköse Typ erinnert sowohl klinisch als auch auflichtmikroskopisch stark an eine Verruca seborrhoica oder ein Virusakanthom (Abb. 70). Auch die histopathologische Diagnose kann Probleme bereiten. In der Auflichtprojektion imponieren zunächst zahlreiche, von einem hellen Saum umgebene, komedoartige hell- bis dunkelbraune Hornpfröpfe innerhalb graubläulich-opaker Zonen. Die zonalen Areale weisen einen papillären Aspekt auf. Daneben finden sich vereinzelt intraepitheliale milienähnliche Pseudohornzysten, wie sie für seborrhoische Warzen charakteristisch sind. Intensivere Inaugenscheinnahme der Läsion lässt diskrete melanomtypische Merkmale erkennen, z. B. unterschiedliche starke Anhäufungen perikapillärer Melanophagen in den Dermalpapillen, angedeutete negative Netzmuster, periphere brown/black dots, irreguläre Gefäßektasien, Pseudopodien, Melanophagentrabekel (Abb. 71).

9.2 Melanomkriterien mit verminderter Spezifität (85–95%)

Für maligne Melanome charakteristische Auflichtkriterien können in geringerer Häufigkeit meist als Einzelmerkmale und weniger ausgeprägt auch bei benignen Pigmentzelltumoren vorkommen. Diesbezüglich spielen Spitznävi, kongenitale Nävi, regressive Nävi, Nävusrezidive und dysplastische Nävi die wichtigste Rolle.

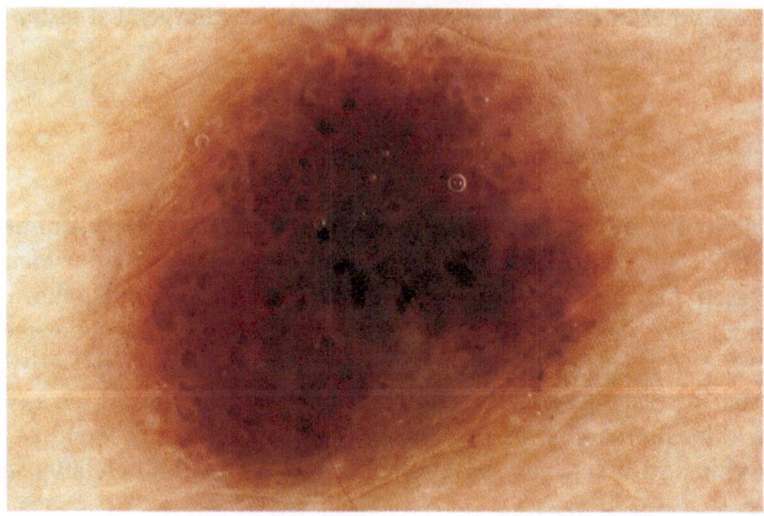

Abb. 70. Verruköses Melanom, Clark-Level II, TD 0,65 mm, in der Pubesregion (∅ 4 mm). Merkmale: komedoartige Hornpfröpfe, graubläulich-opake Zonen, papillärer Aspekt, milienartige Pseudohornzysten, perivasale Melanophagen, ektatische Kapillaren, periphere brown dots (weiblich, 36 Jahre; Auflicht-Öl 5,5:1)

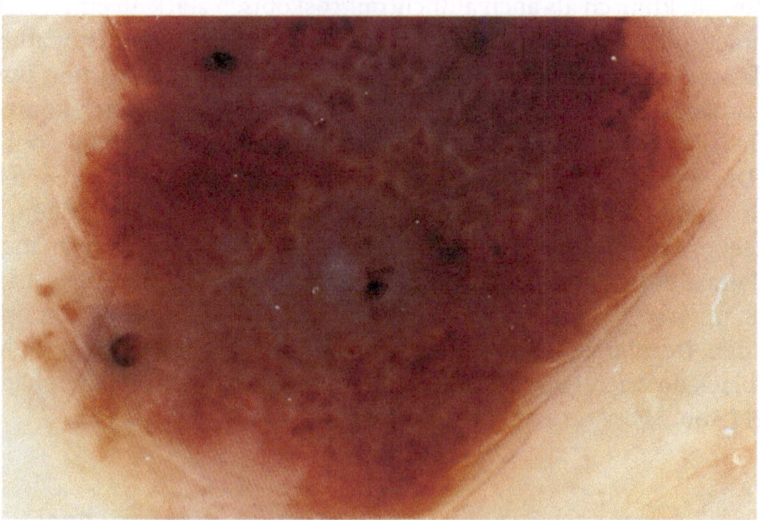

Abb. 71. Verruköses Melanoma in situ in der Lendenregion (Ausschnitt). Merkmale: komedoartige Hornpfröpfe, graubläulich-opake Zonen, perivasale Melanophagen, irreguläre Gefäßektasien (männlich, 50 Jahre; Auflicht-Öl 5,5:1)

9.2.1 Pseudopodienartige Randzone

Radiär weisende digitiforme blaugraue oder braungraue Pigmentstränge befinden sich in der Tumorperipherie oder sie ragen über die Randzone hinaus. Die Ausläufer sind an den Enden kolbig verdickt, mehrfingrig formiert, seitlich abgeknickt und manchmal baumartig verästelt (Abb. 72, 73). Bei entzündlicher Gefäßreaktion umgeben sich die Pseudopodien mit einem rötlichen Saum. Histologisches Korrelat sind konfluierende junktionale Nester aus Nävozyten oder atypischen Melanozyten, die invasiv und peripherwärts destruktiv in das Stratum papillare proliferieren.

9.2.2 Radial streaming (digitiforme Ausläufer)

Radiär angeordnete, in die Peripherie weisende, digitiforme, braunschwarze Melaninpigmentstreifen verjüngen sich an den Endigungen, im Unterschied zu den kolbig verdickten Pseudopodien (Abb. 74). An ihren Längsrändern sind die Streifen manchmal fein gesägt. Histologisch handelt es sich um radiär-streifig konfluierende junktionale Melanozytennester mit massiver streifenartiger transepidermaler Pigmentausschleusung.

9.2.3 Melanophagenumsäumte Regressionszonen

Strukturlose helle Areale sind von grauschwarzen, bläulichgrauen oder blauvioletten, locker aggregierten, pfefferartig gekörnelten Melanophagenanhäufungen umgeben (Abb. 75). Die hellen Bezirke entsprechen bindegewebigen Regressionszonen innerhalb des Stratum papillare und reticulare. Tumorersatzgewebe erscheint weißlich-opak, rosafarben (durchschimmernde Gefäße) oder graubläulich (durchschimmernde Melanophagen). Die Reteleisten sind weitgehend zerstört.

9.2.4 Areal mit gleichmäßig angeordneten punktiformen oder polymorphen Kapillaren

Areale mit gleichmäßig verteilten, meist polymorphen Gefäßen kamen in mehr als 30% der Level-III- und IV-Melanome vor, selten bei niedrigeren Invasionsstufen [49]. Die runden oder ovalären Zonen mit verminderter oder völlig fehlender Hintergrundpigmentierung entsprechen dem Ursprungsort eines knotigen Kompartimentes. Neu gebildete Gefäße ähneln, sofern sie nicht punktiform erscheinen, griechischen Kleinbuchstaben (Minuskeln). Sie sind feinkalibrig und nicht astartig verzweigt (Abb. 76). Eine mikroanatomische Bindung an Dermalpapillen ist nicht erkennbar. Die Gefäße proliferieren ohne Rücksicht auf vorgegebene Strukturen.

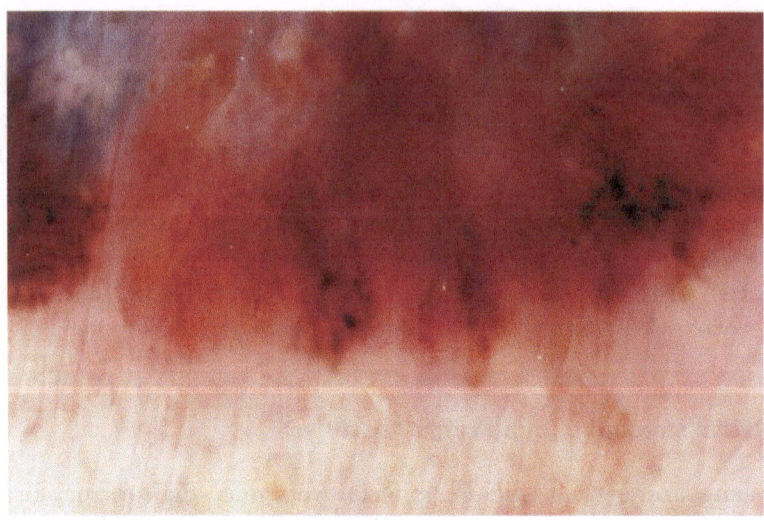

Abb. 72. Superfiziell spreitendes Melanom, Clark-Level III, TD 1,2 mm, am vorderen Thorax (Ausschnitt). Merkmale: periphere graue Pseudopodien (männlich, 61 Jahre; Auflicht-Öl 5,5:1)

Abb. 73. Kutane Satellitenmetastase eines superfiziell spreitenden Melanoms am Rücken (Ø 2,5 mm). Merkmale: graubläuliche Pseudopodien (weiblich, 85 Jahre; Auflicht-Öl 5,5:1)

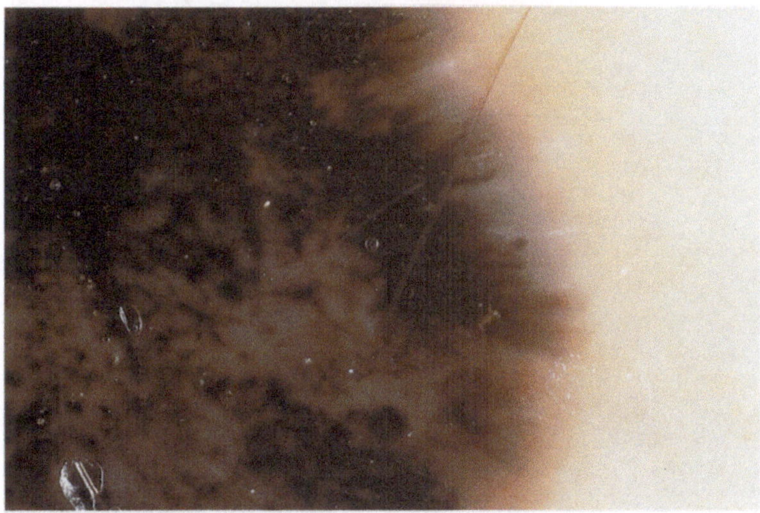

Abb. 74. Superfiziell spreitendes Melanom, Clark-Level III, TD 0,78 mm, in der Wadenregion (Ausschnitt). Merkmale: radial streaming, brown dots vor grauem Hintergrund (männlich, 39 Jahre; Auflicht-Öl 5,5:1)

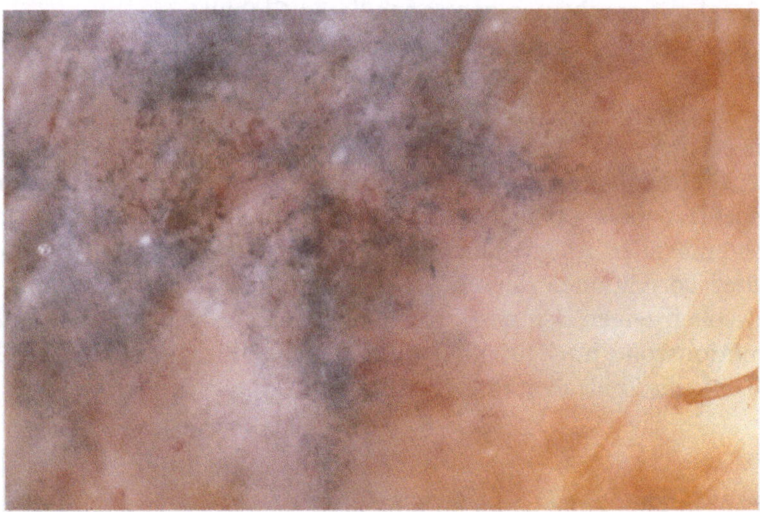

Abb. 75. Superfiziell spreitendes Melanom, Clark-Level III, TD 0,55 mm, am Knie (Ausschnitt). Merkmale: Melanophagenagglomerat am Rand einer Regressionszone („peppering"), „white veil", ektatische Kapillaren (männlich, 64 Jahre; Auflicht-Öl 13,0:1)

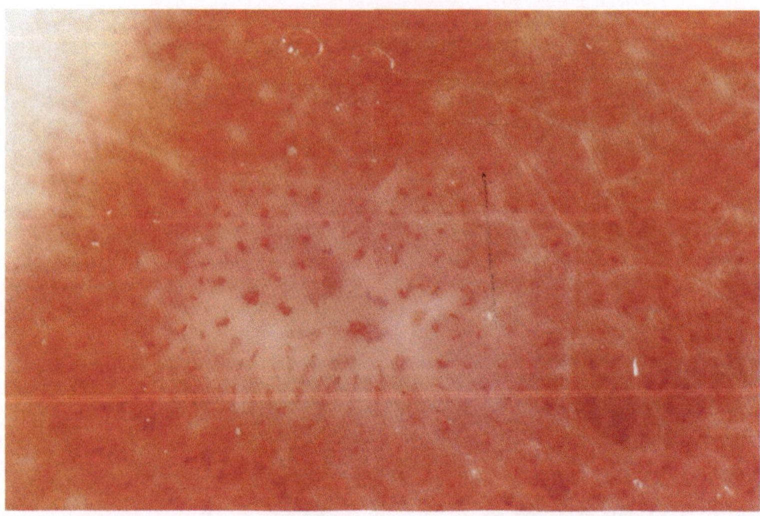

Abb. 76. Superfiziell spreitendes Melanom, Clark-Level III, TD 0,78 mm, am vorderen Thorax (Ausschnitt). Merkmale: Areal mit polymorphen Gefäßfiguren, ektatische Zentralgefäße (männlich, 36 Jahre; Auflicht-Öl 5,5:1)

9.2.5 Areal mit graublauen zentropapillären Globuli

Die im Zentrum des Papillarkörpers gelegenen graublauen oder grauschwarzen sphärischen Gebilde (Globuli) haben einen Durchmesser von 0,08 bis 0,4 mm. Farbschattierungen in unregelmäßiger Verteilung innerhalb der Globuli oder in ihrer nahen Umgebung bewirken den kugelförmigen Aspekt. Maulbeerartige Anordnung in umschriebenen Arealen oder eine kettenförmige Aneinanderreihung unterschiedlich intensiv getönter globulärer Formationen deuten auf Dysplasie bzw. Malignität (Abb. 77). Feingeweblich zeigen sich nestförmige Melanophagenagglomerate entlang der Junktionszone im Zentrum oder Kuppenbereich dermaler Papillen, kappenartig die Zentralkapillare überdeckend.

9.2.6 Blau-in-pink-Zone („blue-in-pink area")

Ovalär oder polygonal begrenzte Areale mit bläulich-streifigen oder -wolkigen Pigmentverdichtungen vor pinkfarbenem Hintergrund charakterisieren das Auflichtbild der Blau-in-pink-Zonen (Abb. 78). Die seitlichen Ränder der Pigmentstreifen weisen manchmal kleine Auszackungen auf. Die Durchmesser der Zonen betragen 0,2 bis 0,4 mm, selten mehr als 1,0 mm. Das histologische Korrelat besteht aus infiltrierend wachsenden

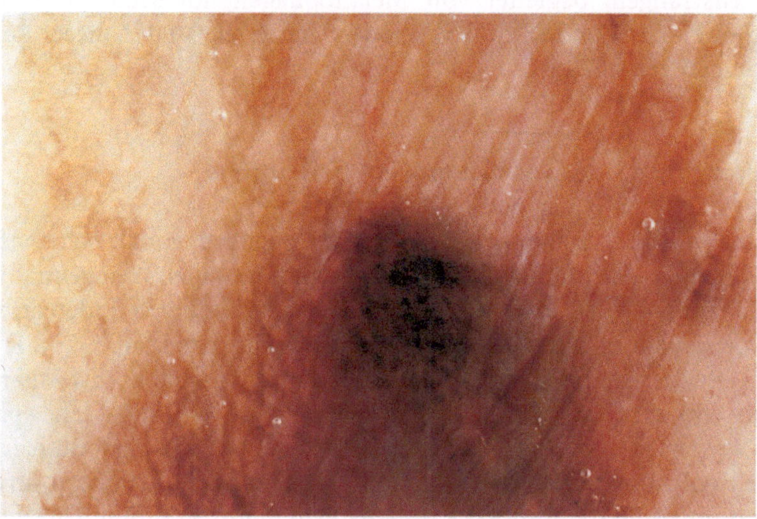

Abb. 77. Melanoma in situ in der Lendenregion (Ausschnitt). Merkmale: maulbeer-artiges Areal mit schwarzgrauen zentropapillären Globuli (männlich, 56 Jahre; Auf-licht-Öl 5,5:1)

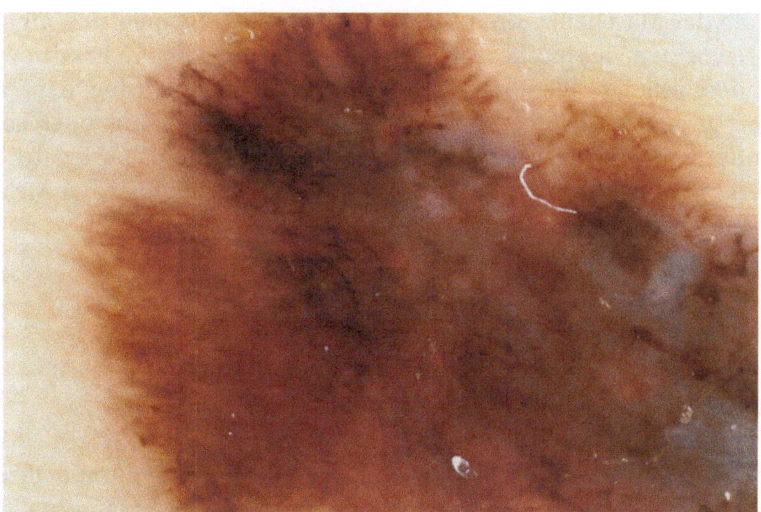

Abb. 78. Superfiziell spreitendes Melanom, Clark-Level III, TD 0,66 mm, am Rücken (Ausschnitt). Merkmale: „blue-in-pink areas", „radial streaming", abrupte Pigment-abbrüche in den Trabekeln (weiblich, 50 Jahre; Auflicht-Öl 5,5:1)

Tumorzellsträngen, begleitet von Melanophagen, innerhalb kapillargefäßreicher Fibrose- und Regressionszonen. Die Reteleisten in dieser Region sind komplett zerstört.

9.2.7 Brown/black dot vor blaugrauem Hintergrund

Dunkelbraune oder schwarze runde, oväläre oder polygonale scheibenförmige Pigmentverdichtungen sind solitär oder multipel, unregelmäßig in der Epidermis verteilt. Die 0,05–0,15 mm großen Punkte befinden sich vor einem blau, blaugrau oder grau gefärbten Hintergrund (Abb. 79). Histologisch ist übereinander geschichtetes Melaninpigment nachweisbar. Im Stratum corneum erscheint Melanin schwarz, in Keratinozyten, epidermalen Nävozyten oder Melanozyten ist es schwarz- bis dunkelbraun, in der Basalzellschicht und Junktionszone rotbraun, braun bzw. hellbraun, im oberen Stratum papillare und den Papillenspitzen grau, graubraun, graublau, im tiefen Stratum papillare an der Grenze zum Stratum reticulare stahlblau bis türkisblau.

9.2.8 Inverses (negatives) Pigmentnetz

Innerhalb der Maschenzentren bzw. Dermalpapillen türmen sich pigmentierte Nävozyten, atypische Melanozyten, Melanophagen, Erythrozyten oder andere zelluläre Elemente übereinander. Die Zellen färben den Papillarkörper graublau, braun, schwarzbraun oder rötlich. Nicht oder gering pigmentierte Reteleisten erscheinen dann hell, sozusagen als „Negativ" des Netzwerkes (Abb. 80). Inverse Netzmuster kommen häufiger bei Melanomen tiefer Eindringstufen und bei Spitznävi vor.

9.3 Melanomkriterien mit geringer Spezifität (<85%)

9.3.1 Exzentrischer dunkler Fleck

Im Hautniveau gelegene meist bläulichgraue oder braungraue Flecken mit Durchmessern bis zu 3 mm sind ein häufiges Merkmal in malignen Melanomen (Abb. 81). Histologisch findet man stark pigmentierte Melanozytennester im Bereich der dermoepidermalen Junktion oder im Stratum papillare.

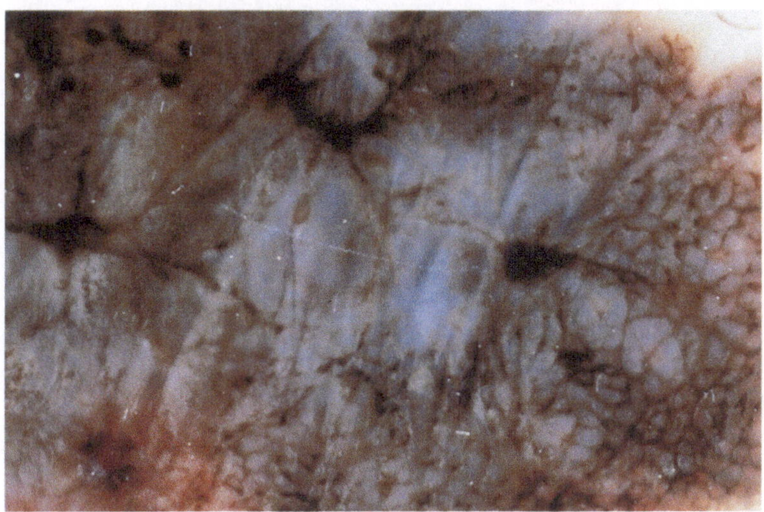

Abb. 79. Superfiziell spreitendes Melanom, Clark-Level IV, TD 4,4 mm, am Rücken (Ausschnitt). Merkmale: brown/black dots vor blauem Hintergrund, abrupte Pigmentabbrüche (männlich, 69 Jahre; Auflicht-Öl 5,5:1)

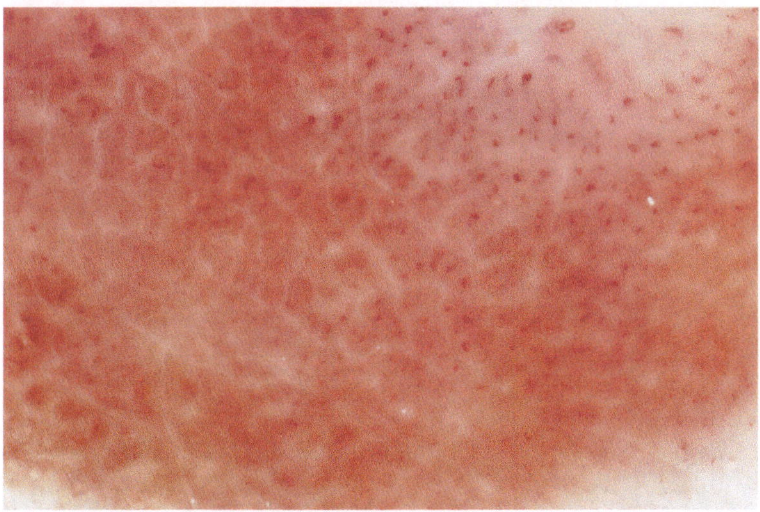

Abb. 80. Superfiziell spreitendes Melanom, Clark-Level III, TD 0,78 mm, am vorderen Thorax (Ausschnitt). Merkmale: inverses Pigmentnetz, ektatische Zentralkapillaren (männlich, 36 Jahre, Auflicht-Öl 5,5:1)

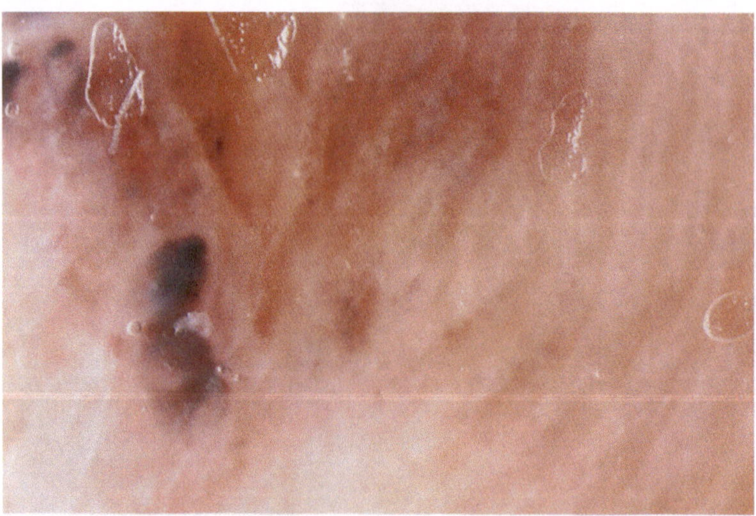

Abb. 81. Akrolentiginöses Melanom, Clark-Level IV, TD 5 mm, an der Fußsohle (Ausschnitt). Merkmale: exzentrischer blaugrauer Fleck (weiblich, 64 Jahre; Auflicht-Öl 5,5:1)

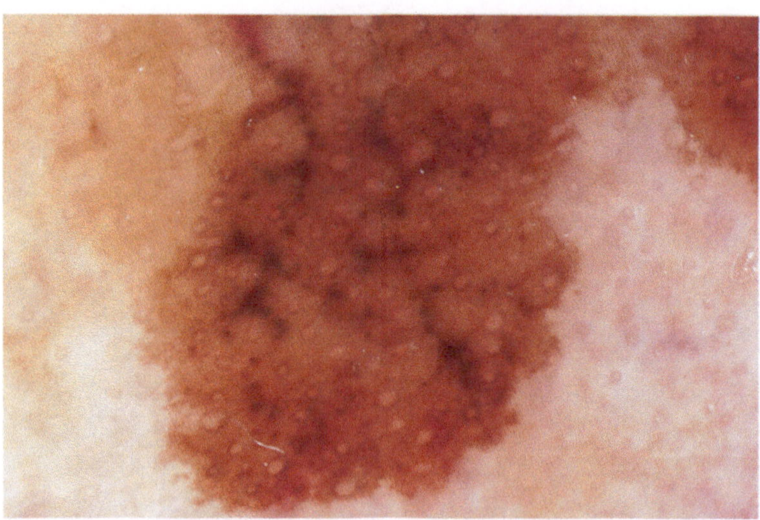

Abb. 82. Lentigo maligna der Wange (Ausschnitt). Merkmale: graue bis graubläuliche perifollikuläre Pigmentringe, Melanophagen in interfollikulären Räumen (weiblich, 57 Jahre; Auflicht-Öl 5,5:1)

9.3.2 Graublauer perifollikulärer Pigmentring

Das Ostium der Haar-Talgdrüseneinheit ist von einem inneren gelblich-bräunlichen Ring, der inneren Wurzelscheide (Stratum corneum et granulosum) umgeben. Nach außen folgt ein meist breiterer gelblich-weißlich-opaker Ring aus vitalen Keratinozyten (äußere Wurzelscheide), feingeweblich dem Stratum spinosum entsprechend. Die Peripherie schließt mit einem schmalen, mehr oder minder melaninpigmentierten Saum ab (Stratum basale mit basalen Melanozyten). Folgen Nävozyten oder atypische Melanozyten dem Haarschaft in die Tiefe, so entsteht ein intensiv bläulich-grau getönter Außenring (Abb. 82). Um den Pigmentring, im Bereich der interfollikulären Räume, siedeln sich Melanophagen an.

9.3.3 Periphere braune/schwarze Punkte

Punktartig verteiltes, schwarzbraunes epidermales Melanin in der Peripherie der Läsion findet sich als häufiges Merkmal maligner Melanome aller Invasionsstufen (Abb. 83). Junktionale Nester atypischer Melanozyten schleusen massiv Melaninpigment aus, das im Stratum corneum zu so genannten brown/black dots agglomeriert. Zudem proliferieren Melanozyten innerhalb der Papillarkörper.

9.3.4 Tumorrandständige Pigmentierungsabbrüche

Aktive Nävozyten bzw. atypische Melanozyten produzieren sehr unterschiedliche Mengen an Melaninpigment (Pigmentinkontinenz). Reteleisten, die sich als Netztrabekel in die Auflichtebene projizieren, erscheinen unterbrochen oder abrupt endend, nicht nur in den Tumorrandzonen, sondern auch zentroläsional (Abb. 84).

9.3.5 Perivasale Melanophagen

Graue, graubläuliche oder grauviolette, locker verteilte Pigmentpunkte (Melanophagen) sammeln sich in unmittelbarer Nähe von Hautgefäßen, die sie über längere Streckenabschnitte begleiten können (Abb. 85). Perivasal um die Zentralkapillare angesiedelte Melanophagen in melanozytären und epidermalen Hauttumoren weisen auf immunologisch gesteuerte entzündliche Vorgänge hin. Unterschiedliche starke Melanophagenanhäufungen innerhalb der Dermalpapillen deuten auf maligne Prozesse.

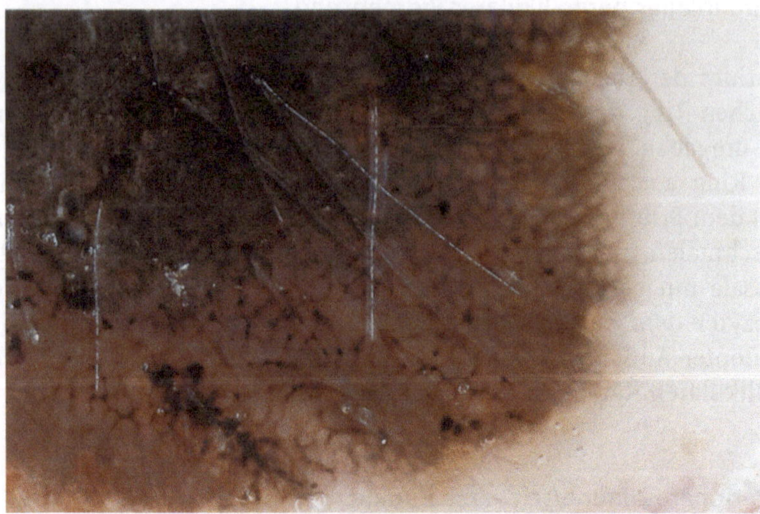

Abb. 83. Superfiziell spreitendes Melanom, Clark-Level V, TD 10.75 mm, am behaarten Kopf (Ausschnitt). Merkmale: periphere braune/schwarze Punkte, abrupte Pigmentierungsabbrüche in den Trabekeln (männlich, 75 Jahre; Auflicht-Öl 5,5:1)

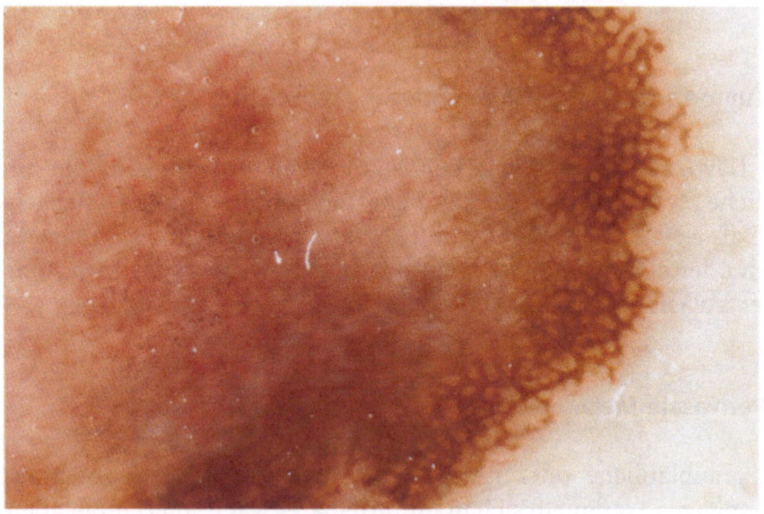

Abb. 84. Melanoma in situ am Rücken (Ausschnitt). Merkmale: tumorrandständige abrupte Pigmentierungsabbrüche (weiblich, 57 Jahre; Auflicht-Öl 5,5:1)

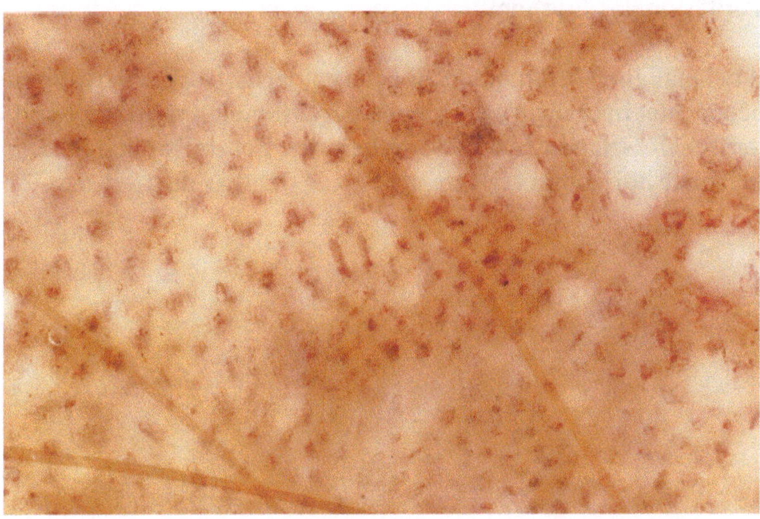

Abb. 85. Lentigo maligna am Kleinfingerballen (Ausschnitt). Merkmale: perivasale Melanophagen, polymorphe Gefäßfiguren, helle Follikelostien (männlich, 72 Jahre; Auflicht-Öl 13,0:1)

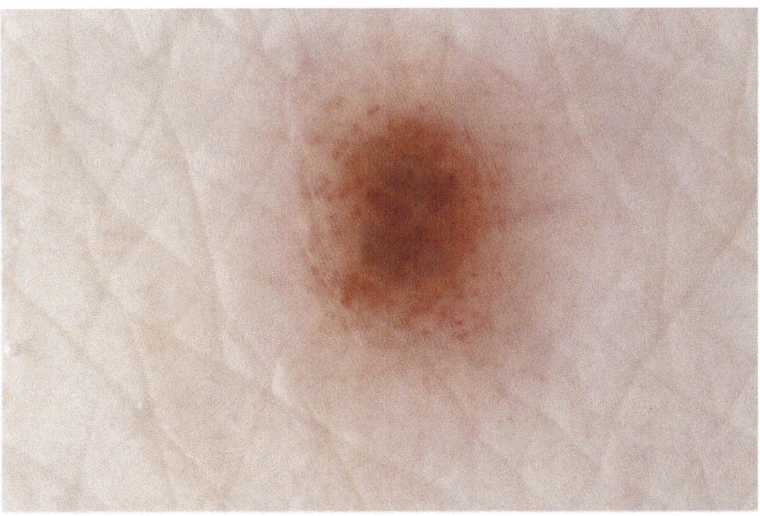

Abb. 86. Solitäre initiale kutane Intransitmetastase eines akrolentiginösen Melanoms (Zeigefinger) am Unterarm (∅ 1,6 mm). Merkmale: peripherer Ring ektatischer Kapillaren, rötlich-bräunlich-bläuliches sakkuläres Muster (weiblich, 68 Jahre; Auflicht-Öl 5,5:1)

9.3.6 Periläsionales Erythem

Sowohl bei malignen Melanomen als auch epidermotropen Melanommetastasen beobachtet man nicht selten einen periläsionalen rötlichen Randsaum aus ektatischen Gefäßen (Abb. 86). Neben den Zentralkapillaren kann der subepidermale horizontal verlaufende Plexus sichtbar dilatiert sein.

10 Benigne melanozytäre Melanomimitatoren

Gutartige Pigmentzellläsionen sind auflichtmikroskopisch gekennzeichnet durch überwiegend aus einer Komponente bestehenden Architekturen (retikulär, diffus, papillär, schollig, radiär-striär), eine weitgehend symmetrische Pigmentverteilung, gleichförmige zarte Netzelemente, kontinuierliche Schollenmuster, reguläre papilläre Formationen, gleichmäßig über die Läsion verteilte Gefäßstrukturen ohne wesentliche Kaliberschwankungen. In der Differenzialdiagnose zum malignen Melanom spielen dysplastische Nävi, Spindel- und/oder Epitheloidzellnävi, blaue Nävi und Nävusrezidive die bedeutendste Rolle.

10.1 Dysplastischer Nävus

Der dysplastische/atypische Nävus (atypischer Nävus, Nävus Clark; s. auch Tabelle 10, 11 in Kap. 5) ist klinisch gekennzeichnet durch eine unregelmäßige, polyzyklische Randbegrenzung, asymmetrische Basisarchitektur und inhomogene Pigmentierung (pink, hell-, dunkelbraun, grau, graublau, schwarz). Einige Autoren setzen den Begriff des dysplastischen Nävus gleich mit dem so genannten Clark Nävus [2, 3]. Andere definieren den Anteil atypischer Melanozyten in Bezug auf beide Nävustypen unterschiedlich, wobei innerhalb eines dysplastischen Navus mehr als 10 % der Nävomelanozyten atypisch sein müssen, assoziiert mit nukleären und/oder zellulären Unregelmäßigkeiten [11]. Weitere histologische Kriterien des dysplastischen Nävus sind irreguläre Melanozytennester mit atypischer Verteilung in der Epidermis und im Bereich der Junktionszone, unterschiedlich dichte Melanophagenagglomerate in der papillären Dermis, lamelläre und konzentrische Fibroplasien, so genannte Brücken- und Schulterbildungen, dermale entzündliche Infiltrate und Neovaskularisierungen. Auflichtmikroskopisch sieht man bei einigen Nävi pseudopodienartige Randstrukturen (Abb. 87), häufig brown/black dots vor blaugrauem Hintergrund, abrupte Pigmentierungsabbrüche in den Trabekeln, Areale mit zentropapillären grauschwarzen Globuli, regressive Umbauzonen mit umgebenden Melanophagen und in etwa 10 % der Läsionen umschriebene Areale mit angiektatischen Strukturen (Abb. 88).

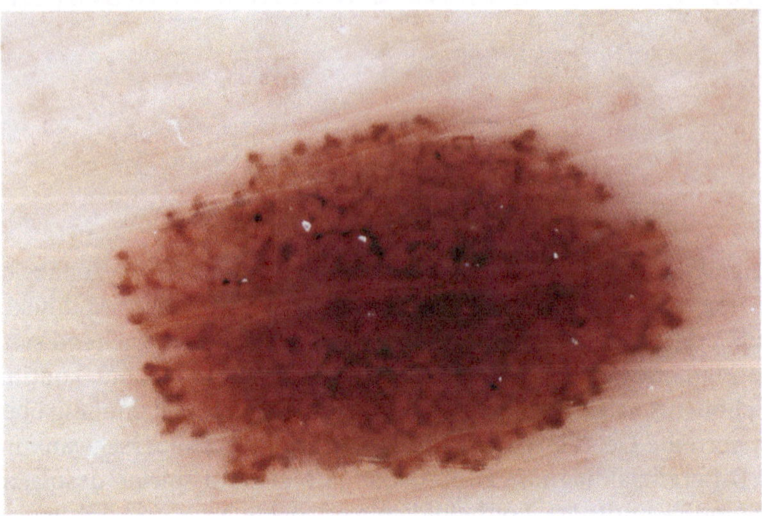

Abb. 87. Dysplastischer Compoundnävus am Rücken. Merkmale: pseudopodien-artige Randstruktur, abrupte Pigmentierungsabbrüche in den Trabekeln (weiblich, 42 Jahre; Auflicht-Öl 5,5:1)

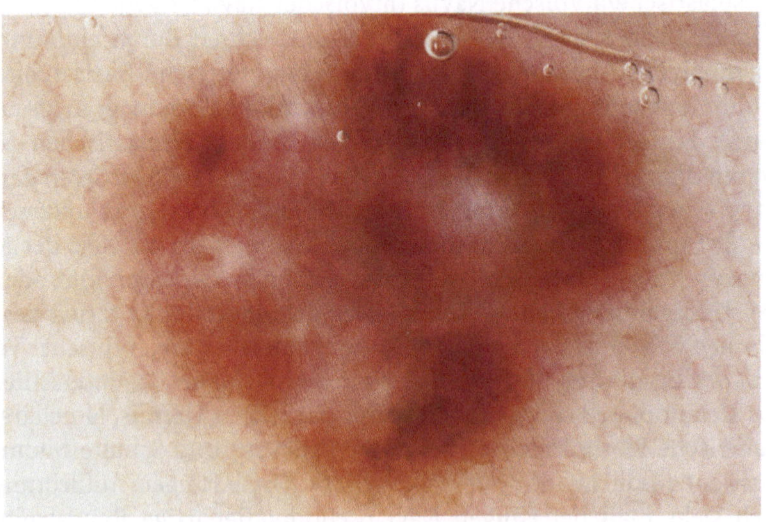

Abb. 88. Dysplastischer Compoundnävus am vorderen Thorax. Merkmale: unre-gelmäßige Gefäßektasien, Melanophagentrabekel (männlich, 23 Jahre; Auflicht-Öl 5,5:1)

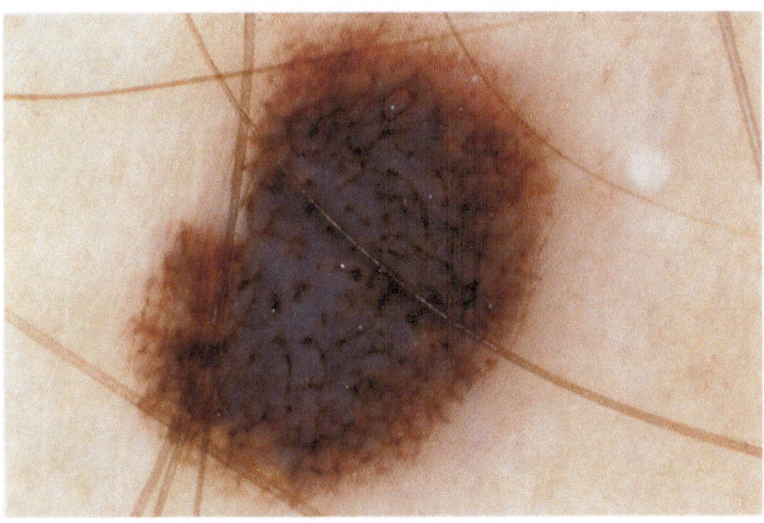

Abb. 89. Melanoma in situ am vorderen Thorax, histologisch zunächst als dysplastischer Junktionsnävus eingestuft (∅ 4 mm). Merkmale: „brown dots" vor blauem Hintergrund, abrupte Pigmentierungsabbrüche in den Trabekeln (männlich, 42 Jahre; Auflicht-Öl 5,5:1)

Sofern im eigenen Untersuchungsgut mindestens zwei der genannten auflichtmikroskopischen Kriterien in einer Läsion kombiniert vorkamen und der primäre Melanomverdacht in der Diskussion mit Histopathologen zunächst keinen Konsens erfuhr, wurden Zweit- oder auch Drittbefundungen in unterschiedlichen Kliniklaboren veranlasst. Die somit erfolgten feingeweblichen Revisionen von zunächst histologisch als dysplastisch eingestuften Nävi bestätigten in einigen Fällen den auflichtmikroskopischen Anfangsverdacht des Vorliegens eines Melanoms (Abb. 89). Diese eigenen Beobachtungen ließen Zweifel an der Einstufung dysplastischer Nävi als mögliche Melanomvorläufer aufkommen. Allgemein nimmt man an, dass etwa 20 % der malignen Melanome in Assoziation mit dysplastischen Nävi bzw. Clark Nävi auftreten [3, 79].

10.2 Spindel-/Epitheloidzellnävus

Spindel- und/oder Epitheloidzellnävi (Spitz-Nävus, s. auch Tabellen 12, 16 in Kap. 5) gehören zu den seltenen, meist erworbenen benignen Nävusvarianten. Im eigenen Krankengut kamen sie nur etwa halb so häufig vor wie maligne Melanome. Sowohl klinisch als auch auflichtmikroskopisch lassen sich Spitz-Nävi einschließlich der rein spindelzelligen Form des

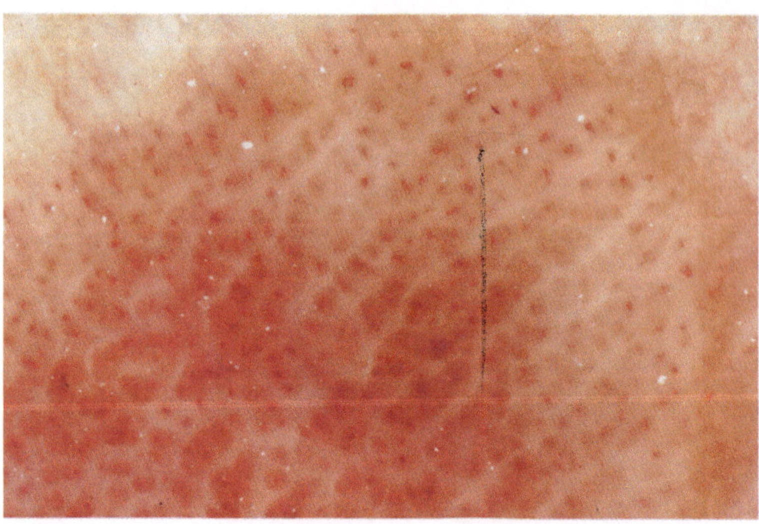

Abb. 90. Spitz-Nävus in der Kniekehle, histologisch als mögliches superfiziell spreitendes Melanom diskutiert (Ausschnitt). Merkmale: inverses Pigmentnetz, ektatische Zentralkapillaren, gleiche Evolutionsstufen der zentropapillären Pigmentzellnester (weiblich, 29 Jahre; Auflicht-Öl 5,5:1)

Typus Reed oft nur schwer von malignen Melanomen abgrenzen. Feingeweblich finden sich überwiegend im Papillarkörper vertikal übereinander geschichtete, dicht gepackte spindel- und/oder epitheloidzellige Nävozytennester (negatives Pigmentnetz). Das histologische Bild weist eine gleichförmige Architektur auf mit einheitlicher Nävozytenevolution innerhalb der bindegewebigen Dermalpapillen. Histopathologische Probleme bereitet manchmal die Zellmorphologie, die an Melanomzellen erinnern kann. Atypisch konfigurierte Melanozytennester sowie einzelne Nävozyten durchsetzen dann die gesamte Epidermis, das Stratum granulosum et corneum und die Adnexepithelien. Daneben existieren atyische Mitosen, fehlende Zellreifung zur Tiefe und so genannte pseudovaskuläre Invasionen. Gelegentlich werden rezidivierende Formen und atypische Varianten des Spitz-Nävus beobachtet, die eine sichere feingewebliche Abgrenzung zur Malignität nicht gestatten (Abb. 90). Zu den charakteristischen Merkmalen der Spitz-Nävi gehören Folgende: zonen-, kokardenartige oder radiär-striäre Basisarchitektur, ringförmig oder zentroläsional angeordnete Areale mit grauschwarzen zentropapillären Globuli (Abb. 91), vereinzelte oder ringförmig angelegte periphere graublaue Pseudopodien, perivasale Melanophagen und inverse Netzmuster vor allem bei Epitheloidzellnävi (Abb. 92). Verschiedentlich kommen auch gleichmäßig über die Läsion verteilte angiektatische Basisstrukturen vor. Im Gegensatz zu malignen Melanomen

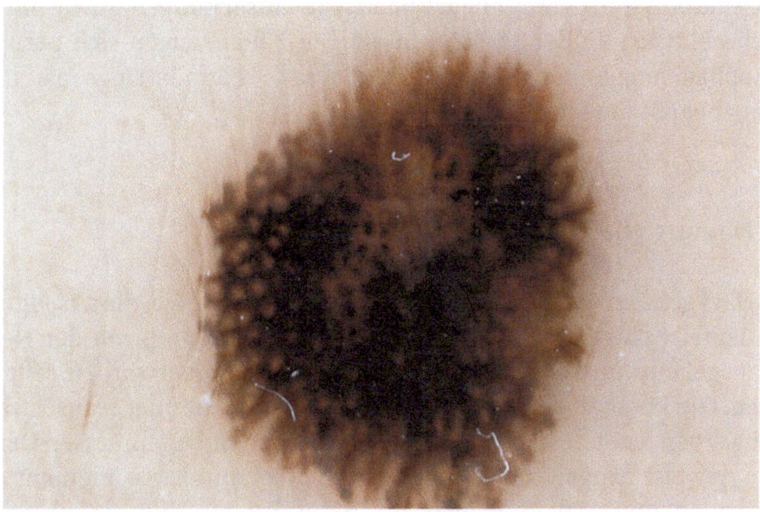

Abb. 91. Spitznävus vom Junktionstyp am Fußrücken. Merkmale: kokardenartiger Aufbau, zentroläsionales Areal mit grauschwarzen zentropapillären Globuli, ringförmig angeordnetes Netzmuster, periphere Pseudopodien (weiblich, 19 Jahre; Auflicht-Öl 5,5:1)

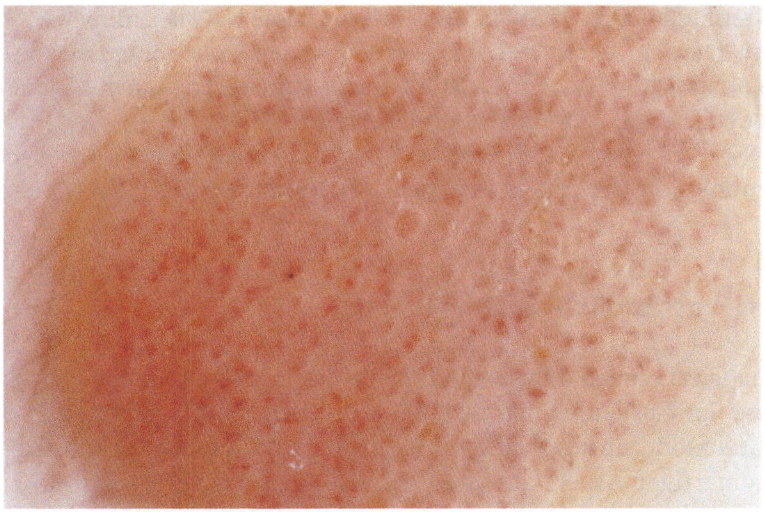

Abb. 92. Epitheloidzelliger Spitznävus am Unterarm. Merkmale: inverses Pigmentnetz, zentropapilläre Gefäßektasien (männlich 9 Jahre; Auflicht-Öl 5,5:1)

sind Gefäßpolymorphien, aneurysmatische Ausackungen sowie mikroskopische Blutseen äußerst selten. In einigen Fällen zeigen sich perivasale Melanophagenagglomerate und bläulichgraue Pigmentringe als innere Maschenbegrenzungen.

10.3 Naevus coeruleus

Blaue Nävi gehören zu den dermalen melanozytären Nävi, die aus Pigmentzellvorläufern entstehen und während ihrer Wanderung, von der Neuralleiste ausgehend, im Korium liegen bleiben. Sie sind oft erworben, selten angeboren. Die kutanen derben, stahlblauen, graublauen oder blauschwarzen halbkugeligen Knoten sind meist kleiner als 1 cm im Durchmesser. Der einfache Typ weist feingeweblich dendritische oder spindelige, pigmentreiche Melanozyten und Melanophagen auf. Beim Typus cellularis imponieren spindelige, ovale oder epitheloide Melanozyten, eingelagert in die Dermis als Nester und/oder Zellstränge.

Auflichtmikroskopisch fehlt ein Pigmentnetz, das strukturlose kompakte Melanin erscheint in verschiedenen opaken Blautönen. Aufgehellte Schlieren oder alabastergipsartige Lakunen deuten auf Fibrosierungen. In den Randbereichen können ektatische zartkalibrige Gefäße eine rötliche Tönung verursachen. Überlagerte Pigmentierungen erscheinen braunfleckig oder lentiginös-retikulär (Abb. 93). Während einfache blaue Nävi fast immer als solche erkannt werden, bereiten kombinierte Formen („combined nevus") oft differentialdiagnostische Schwierigkeiten gegenüber malignen Melanomen. Koinzidenzen mit sämtlichen gewöhnlichen Nävus-Typen sind möglich (Abb. 94). Der blaue Anteil zeigt sich gleichmäßig getönt und weitgehend strukturlos. Sonstige charakteristische Melanommerkmale fehlen.

10.4 Nävusrezidiv (Pseudomelanom)

Traumatisierte oder unvollständig exzidierte Nävuszellnävi entwickeln Rezidive im Narbenbereich. Makulöse oder streifenförmige unterschiedliche Brauntöne, unregelmäßige Begrenzung und Nävusreste können einen melanomartigen Aspekt hervorrufen. Histologisch sind atypische Melanozyten, einzeln oder zu Nestern aggregiert, in der Epidermis vermehrt vorhanden. Die Nävozytenagglomerate konfluieren im Bereich der Basalzellschicht. Pigmentspeichernde Melanophagen, entzündliche Infiltrate sowie Neovaskularisierung und Fibrose kennzeichnen das Stratum papillare oder tiefere Schichten. Auflichtmikroskopisch sieht man dunkelbraune Pigmentstreifen oder -schlieren, grauschwarze Melanophagenhaufen und horizontal verlaufende Gefäßektasien (Abb. 95).

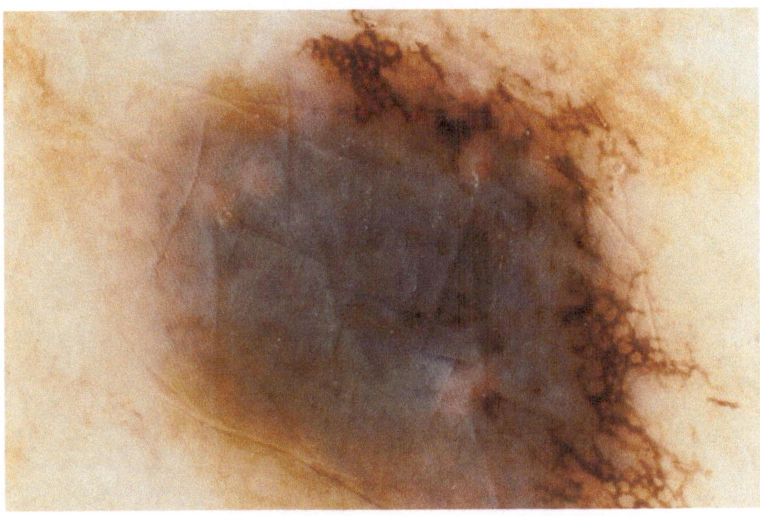

Abb. 93. Naevus coeruleus mit retikulär-lentiginöser Pigmentierung in der Schulterblattregion (männlich, 47 Jahre; Auflicht-Öl 5,5:1)

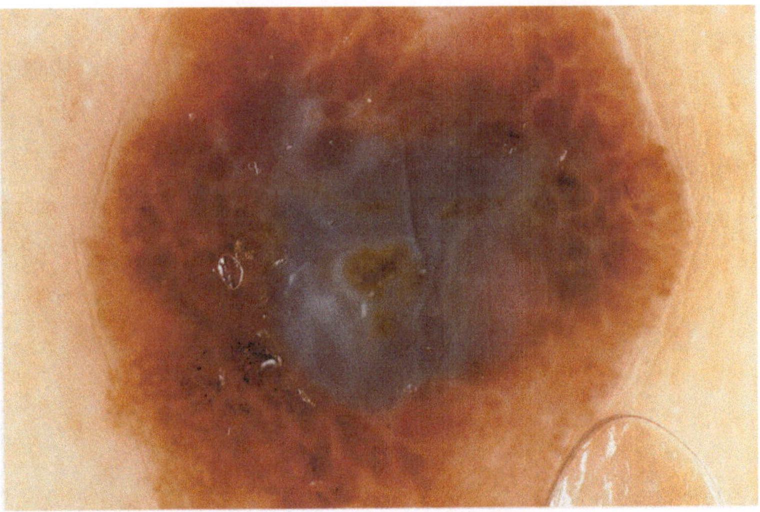

Abb. 94. Kombinierter zellulärer blauer Nävus und Junktionsnävus am Rücken (männlich, 48 Jahre; Auflicht-Öl 5,5:1)

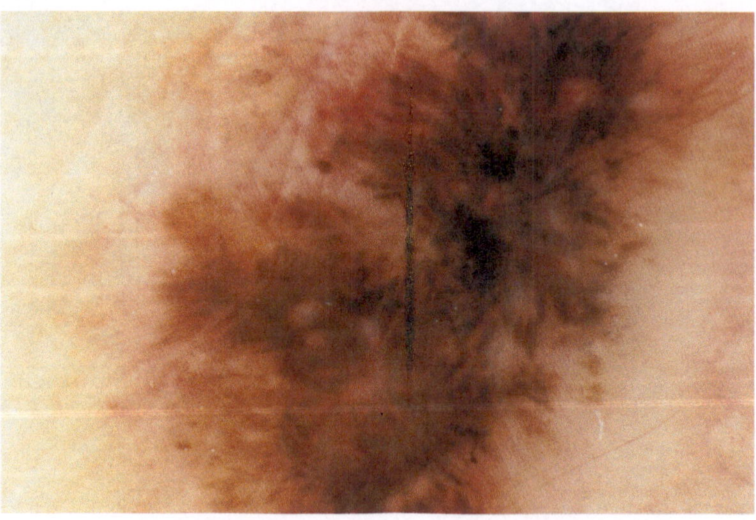

Abb. 95. Rezidiv eines Junktionsnävus der Bauchhaut. Merkmale: dunkelbraune/ graue Pigmentstreifen oder -schlieren, grauschwarze Melanophagenhaufen, Netz- fragmente, ektatische Kapillaren (weiblich, 20 Jahre; Auflicht-Öl 5,5:1)

11 Durch Gefäßmerkmale charakterisierte Hauttumore

11.1 Basaliom (Basalzellkarzinom)

Basale Keratinozyten der verhornenden Epidermis sind die Ausgangszellen des lokal infiltrierend und destruierend wachsenden Basalioms. Bereits bei initialen flachen Tumoren tritt die ausgeprägte und formenreiche Neovaskularisierung in den Vordergrund des auflichtmikrokopischen Projektionsbildes. Über 90 % der Basaliome weisen ausgeprägte Gefäßzeichnungen auf. Neben baumartigen, dem Tumor aufgelagerten Verästelungen finden sich gestreckte Gefäßverläufe, haarnadelförmige Ausziehungen, Gafäßknäuel und punktiforme Ektasien (Abb. 96). Die Kapillaren folgen in ihrer Proliferation nicht den anatomisch vorgegebenen Papillarkörpergrenzen. Eine Bindung an die Dermalpapillen ist nicht mehr vorhanden. Im Unterschied zur Melaninverteilung in melanozytären Läsionen kommen innerhalb pigmentierter Basaliome keine regelmäßig wiederkehrenden Pigmentstrukturen vor. Die zwischen den Basaliomzellen im Geschwulststroma gelegenen Melanozyten- und Melanophagenhaufen erscheinen als graublaue Farbtupfer in asymmetrischer Verteilung (sogen. Kohlegranulat-Phänomen). Von den Tumorzellen aufgenommenes Melanin nimmt eine schmutziggraubraune Tönung an. Basaliomtypisch ist eine randwärts weisende, teils digitiforme oder ahornblattartige („maple leaf-like area") graubraune Pigmentierung (Abb. 97). Dabei handelt es sich histologisch um pigmentierte Basaliomzell-Zapfen, die infiltrierend in die Peripherie wachsen.

11.2 Morbus Bowen (Dyskeratosis maligna)

Der Morbus Bowen ist definiert als intraepidermal wachsendes, von Keratinozyten ausgehendes Carcinoma in situ. Rötliche, psoriasiform imponierende Plaques treten meist solitär in lichtexponierter Haut auf. Histologisch ist die Basalmembran intakt. Akanthotische epidermale Strukturen sind durch irregulär proliferierende atypische Keratinozyten teilweise zerstört. Im oberen Korium, unterhalb manchmal verdickter Reteleisten, finden sich bandartig agglomerierte Rundzellinfiltrate.

Schuppenauflagerungen behindern häufig den auflichtmikroskopischen Blick in das Stratum papillare. Nach Entfernung der Keratosen sieht man

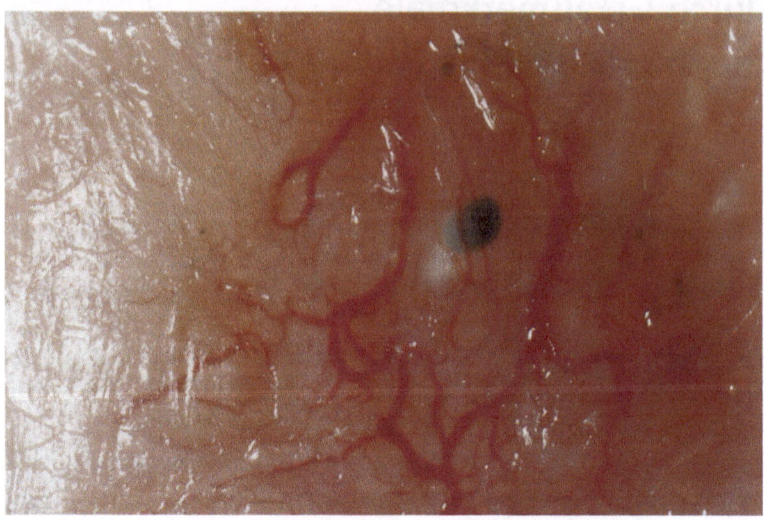

Abb. 96. Knotiges Basaliom an der Stirn (Ausschnitt). Merkmale: dem Tumor aufgelagerte baumartige Gefäßverästelungen, gestreckte Gefäßverläufe, runde/ovaläre graublaue oder graubraune Pigmentanhäufungen (Kohlegranulatphänomen; weiblich, 68 Jahre; Auflicht 5,5:1)

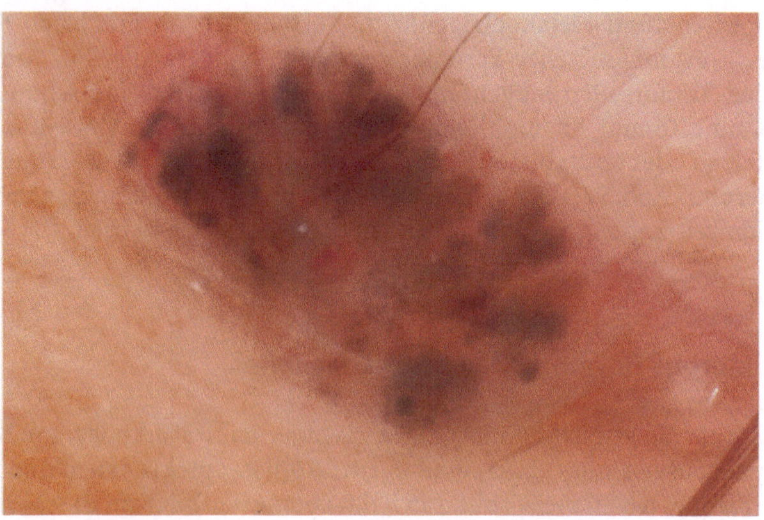

Abb. 97. Pigmentiertes Basaliom am vorderen Thorax (Ausschnitt). Merkmale: ahornblattartiges Phänomen („maple-leaf-like area"), blutende aneurysmatische Gefäße (männlich, 53 Jahre; Auflicht-Öl 5,5:1)

Areale mit regelmäßig verteilten ektatischen Kapillaren (Abb. 98). Bei stärkerer Vergrößerung lassen sich ausgeprägte Gefäßpolymorphien erkennen: Schlaufen, kleine Rundbögen, Et- und Paragraph-Zeichen, an griechische Kleinbuchstaben (Minuskeln) erinnernde Formen (Abb. 99). Das Hintergrundpigment erscheint gelblich rot oder rötlich braun. Atrophisch-regressive Bezirke stellen sich nahezu strukturlos dar, manchmal durchsetzt von diskreten bräunlichen Schleiern oder Pigmentpunkten.

11.3 Bowenoide Papulose

Anogenital oder auch extragenital (Leiste, Umbilicus, Achselfalte) auftretende flache Papeln oder Plaques einer bowenoiden Papulose werden durch eine Infektion mit humanen Papillomviren (HPV Typ 16) hervorgerufen. Die gelegentlich verrukösen, flach erhabenen Herde sind bräunlich rot, -grau oder -violett tingiert. Histologisch ist eine Unterscheidung vom Morbus Bowen nur begrenzt möglich. Die Akanthose des Stratum spinosum ist bei der Papulose meist stärker ausgeprägt, die Reteleisten verlängert und verdickt. Atypische Keratinozyten, Kernpolymorphien, Dyskeratosen mit Einzelzellnekrosen kommen seltener vor. Die dermalen Kapillaren sind zarter, gleichmäßig angeordnet, nicht aneurysmatisch verändert und meist ohne Thrombosierungen. Im Unterschied zum Morbus Bowen findet man reichlich Melanin im Epithel und im Stratum papillare.

Bei flachen Tumoren wird die Basisarchitektur bestimmt durch gleichmäßig über die Tumorfläche verteilte ektatische Koriumkapillaren in Form von kleinen Halbbögen, Punkten, Kommagefäßen und vereinzelten polymorphen Gefäßfiguren („nacktpapillärer Aspekt"). Polymorphie, Aneurysmen, Konvolute und Thrombosierungen sind geringer ausgeprägt als beim Morbus Bowen. Wichtigstes Unterscheidungskriterium sind die meist ausgeprägten Pigmentierungen der bowenoiden Papulose. Es finden sich perivasale graubräunliche oder -bläuliche Melanophagenagglomerate (Abb. 100). In umschriebenen Bereichen verschwinden die Kapillarschlingen unterhalb der überlagerten Melaninpigmente. Schlierenförmige Pigmentverteilungen kommen häufig vor (Abb. 101). Einzelne Reteleisten bilden sich diskret graubräunlich ab. Die verruköse Form erinnert auflichtmikroskopisch an eine entzündlich irritierte seborrhoische Keratose.

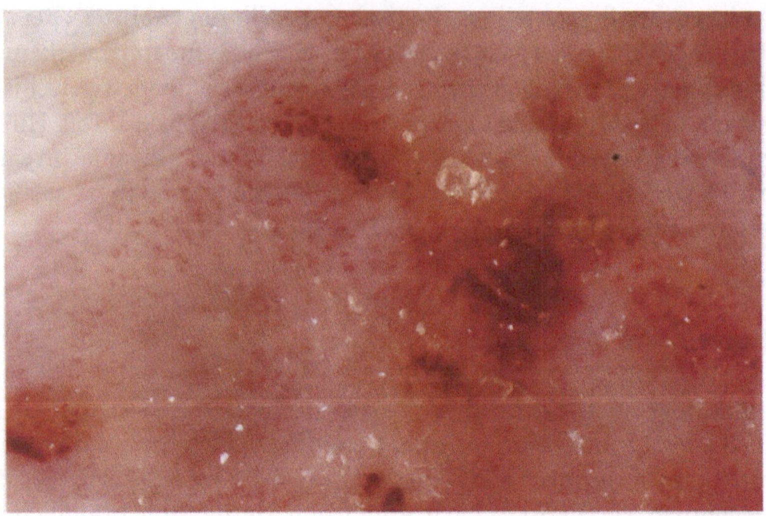

Abb. 98. Morbus Bowen am Handrücken (Ausschnitt). Merkmale: polymorphe ektatische Gefäße, teils thrombosierte Kapillaren, Hämorrhagien, Keratinplaques (männlich, 80 Jahre; Auflicht-Öl 5,5:1)

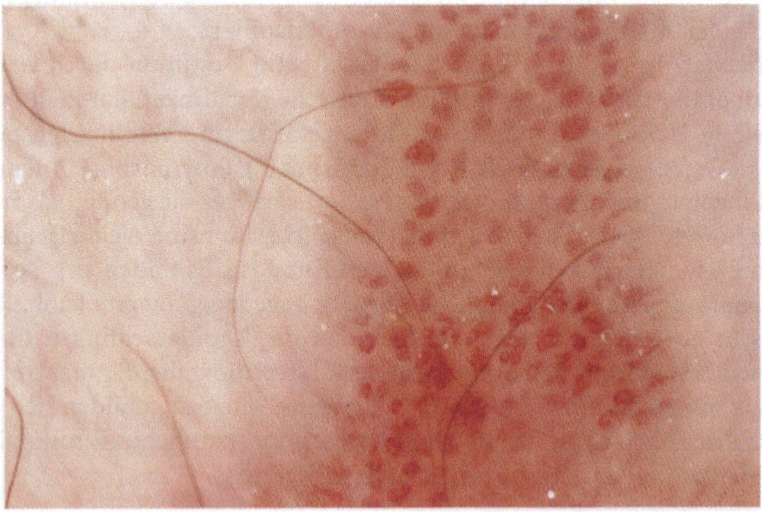

Abb. 99. Morbus Bowen am Unterarm (Ausschnitt). Merkmale: polymorphe Gefäßfiguren, gelblich-rötliches Hintergrundpigment (weiblich, 73 Jahre; Auflicht-Öl 13,0:1)

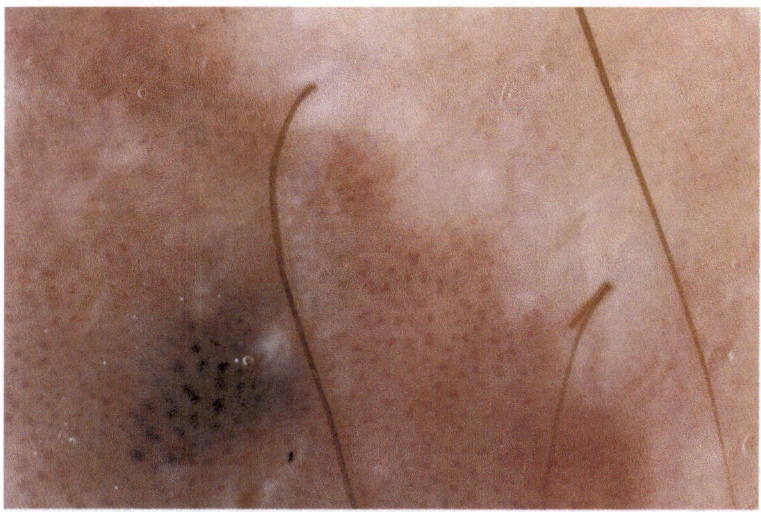

Abb. 100. Bowenoide Papulose in der Perianalregion (Ausschnitt). Merkmale: perivasale schiefergraue Melanophagenagglomerate, in umschriebenen Arealen die Zentralkapillaren überdeckend, polymorphe ektatische Kapillaren (weiblich, 35 Jahre; Auflicht-Öl 5,5:1)

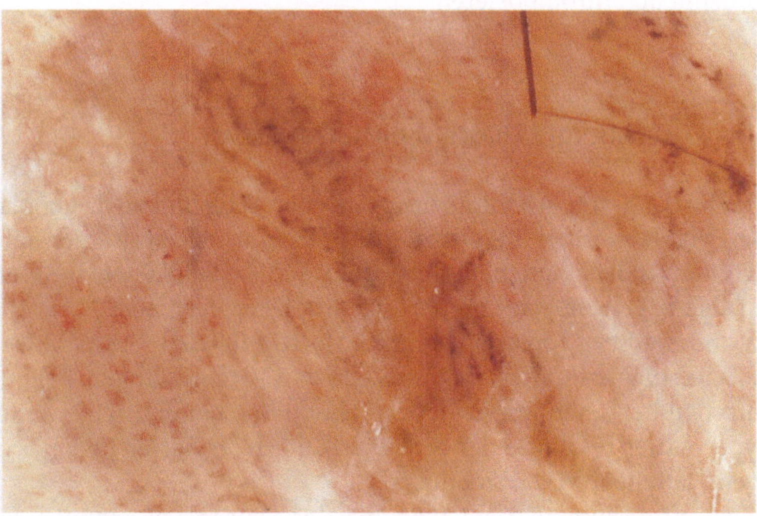

Abb. 101. Bowenoide Papulose in der Leistenregion (Ausschnitt). Merkmale: perivasale graue Melanophagen, Pigmentschlieren, polymorphe ektatische Kapillaren (männlich, 53 Jahre; Auflicht-Öl 5,5:1)

11.4 Lymphomatoide Papulose

Die lymphomatoide Papulose ist den T-Zell-Lymphomen zuzuordnen. Nicht selten tritt sie in Assoziation mit einem Morbus Hodgkin oder anderen Lymphomen auf. Sie ist klinisch gekennzeichnet durch chronische, rezidivierende und teilweise in drei bis sechs Wochen spontan heilende papulonoduläre Hauteruptionen. Übergänge in kutane T-Zell-Lymphome sind möglich. Papulöse, papulonekrotische und knotige Läsionen können nebeneinander bestehen. Innerhalb der Papeln bilden sich manchmal Bläschen oder Pusteln. Histologisch zeigen sich bei der initialen Läsion oberflächliche perivaskuläre Infiltrate aus kleinen Lymphozyten, Histiozyten und Neutrophilen. Epidermale Reaktionen fehlen bis auf eine gelegentliche geringe Spongiose. Die papilläre Dermis verändert sich später fibrotisch, die Epidermis kann nekrotisch werden und ulzerieren.

Auflichtmikroskopisch weist die initiale Läsion lediglich diskrete Gefäßektasien auf. Es finden sich gleichmäßig über die Fläche verteilte gering dilatierte punktiforme und halbbogige Zentralkapillaren vor einem gelblich-rötlichen Hintergrund. Fortgeschrittene Tumore sind gekennzeichnet durch kokardenförmig angeordnete, radiär ausgerichtete polymorphe Gefäßfiguren (Abb. 102). Im weiteren Verlauf entwickeln sich zentroläsionale Keratinisierungszonen mit einer Tendenz zur nekrotischen Umwandlung (Abb. 103). Die Kapillaren verändern sich aneurysmatisch, sie werden wandbrüchig und thrombosieren.

11.5 Leukoplakie und Plattenepithelkarzinom

Die Weißfärbung von schleimhautnahen oder Schleimhaut-Leukoplakien ist eine Folge abnormer Keratinisierung der normalerweise gering oder nicht verhornenden Plattenepithelien. Zu den Leukoplakien im engeren Sinne zählen: Leucoplacia simplex, Leucoplacia verrucosa, Leucoplacia erosiva und die Erythroplasia Queyrat (Morbus Bowen). Proliferative verruköse Leukoplakien umfassen eine Skala von Veränderungen, beginnend bei einfachen benignen Epithelhyperplasien über exophytische warzenartige Hyperplasien bis hin zu den malignen undifferenzierten endophytisch-invasiven Plattenepithelkarzinomen.

Auflichtmikroskopisch sieht man bei der Leucoplacia simplex runde, weißlich-opake Areale mit punktueller oder flächiger gelblicher Hornbeschichtung (Abb. 104). Die Areale sind von mehr oder minder ausgeprägten ektatischen Kapillaren netzartig umgeben. Verruköse Formen bauen sich aus papillomatös angelegten Keratinisierungszentren auf (Abb. 105). In den gelblich-bräunlichen Hornplaques finden sich randständig polymorphe, teils thrombosierte Gefäßfiguren.

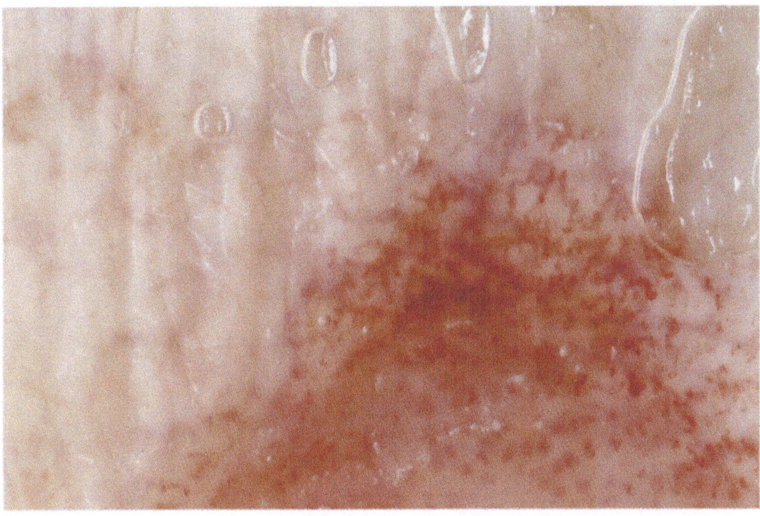

Abb. 102. Initiale lymphomatoide Papulose am Oberschenkel (Auschnitt). Merkmale: polymorphe Gefäßektasien, bräunliche Pigmenteinlagerung (weiblich, 56 Jahre; Auflicht-Öl 5,5:1)

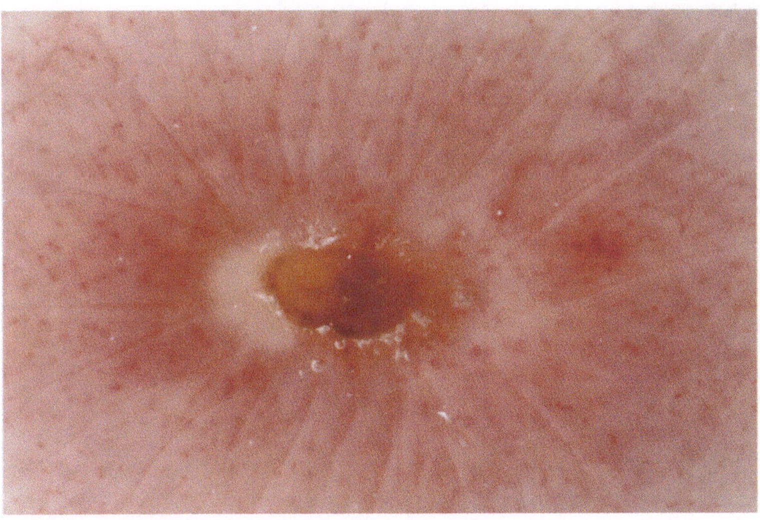

Abb. 103. Fortgeschrittene lymphomatoide Papulose am Unterschenkel. Merkmale: zentroläsionale Keratinisierungszone (Nekrose), radiär angelegte ektatische Kapillaren (weiblich, 56 Jahre; Auflicht-Öl 5,5:1)

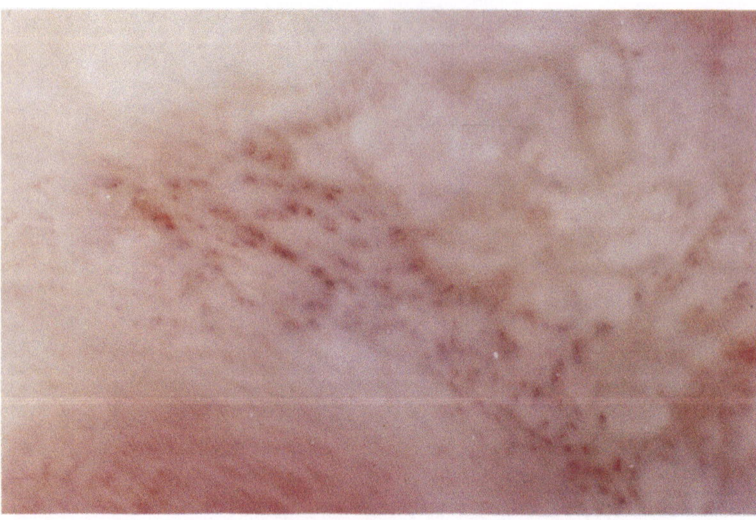

Abb. 104. Retroanguläre Leucoplacia simplex der Mundschleimhaut (Ausschnitt). Merkmale: weißlich-opake, teils keratinisierte Areale, netzartige ektatische Kapillaren (männlich, 35 Jahre; Auflicht-Öl 5,5:1)

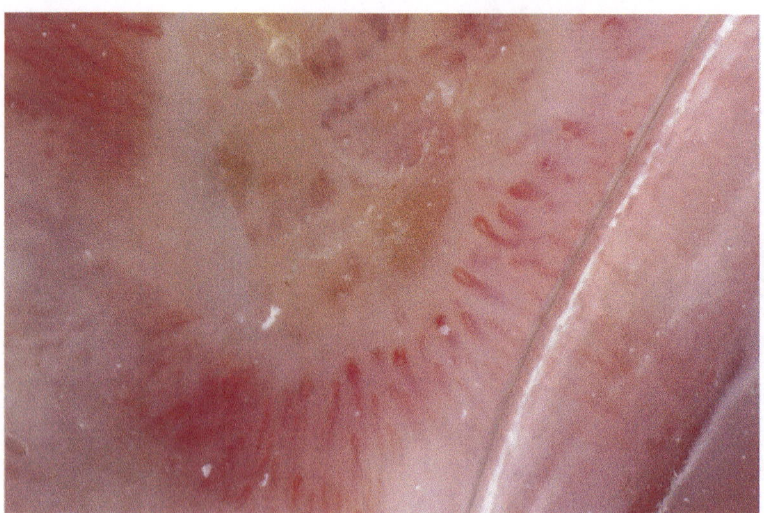

Abb. 105. Leucoplacia verrucosa der Unterlippe (Ausschnitt). Merkmale: gelblich-bräunliche Keratinisationszonen aus pflastersteinartigen papillären Arealen, teils thrombosierte Gefäße, heller Hof aus vitalen Keratinozyten, Strahlenkranz ektatischer Haarnadelkapillaren (weiblich, 48 Jahre; Auflicht-Öl 5,5:1)

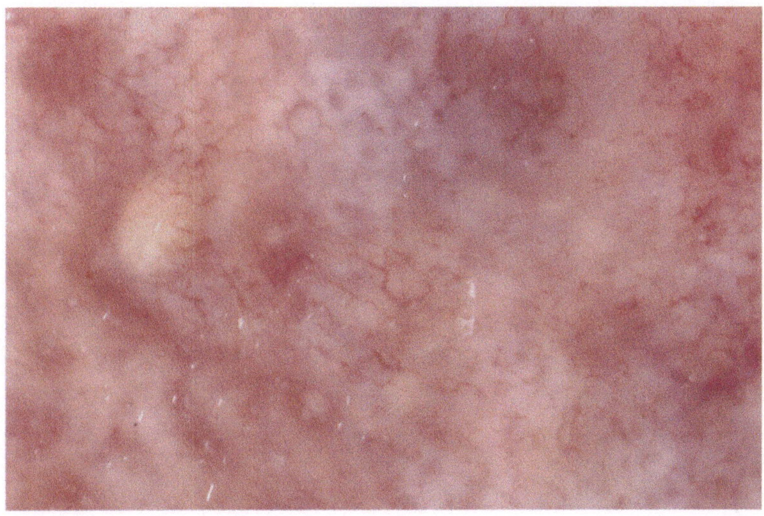

Abb. 106. Hochdifferenziertes Plattenepithelkarzinom der Wange (Ausschnitt). Merkmale: perifollikuläre ektatische, teils aneurysmatische Gefäße, zerstörte Follikel in hellen Arealen (ungezügelte Proliferation atypischer Keratinozyten), keratinisierte Follikel, Talgzyste (weiblich, 94 Jahre; Auflicht-Öl 5,5:1)

Der die Plaques umgebende helle Hof entspricht histologisch vitalen Keratinozytenverbänden. Peripher schließt sich ein Strahlenkranz ektatischer Haarnadelkapillaren an.

Plattenepithelkarzinome sind vorzugsweise an der Unterlippe und in lichtexponierten Bereichen des Gesichtes lokalisiert. Neben überwiegend exophytisch-warzenartigen Wuchsformen existieren endophytisch-infiltrierende und ulzerierende Karzinomtypen. Histologisch proliferieren spinozelluläre Verbände aus atypischen und normalen Stachelzellen. Auflichtmikroskopisch imponiert zunächst ein so genannter nacktpapillärer Aspekt, neu gebildete Kapillargefäße sind nicht mehr an den Papillarkörper gebunden, sie durchbrechen die mikroanatomisch vorgegebenen Grenzen der dermalen Papillen, Reteleisten und Bindegewebsschichten (Abb. 106). Keratinisierungszonen, horizontal verlaufende Gefäße mit starken Kaliberschwankungen, aneurysmatische Kapillaren, polymorphe Gefäßfiguren, mikroskopische Blutseen, Thrombosierungen und Rhexisblutungen komplettieren das Bild des Karzinoms.

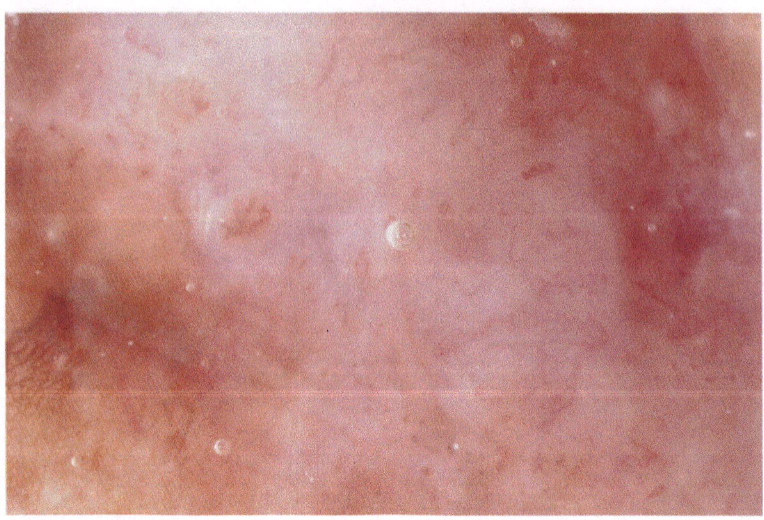

Abb. 107. Histiozytom am Rücken (Ausschnitt). Merkmale: Bündel ektatischer Kapillaren innerhalb weißlich-rötlich-opaker Bindegewebszonen, Pigmentnetzfragment (männlich, 62 Jahre; Auflicht-Öl 5,5 : 1)

11.6 Histiozytom

Bei der überwiegend reaktiven bindegewebigen Neubildung findet man histologisch Histiozyten- und Fibrozytenansammlungen sowie Riesenzellen. Gelegentlich kommt es zur Lipid- oder Hämosiderinspeicherung. Neben benignen Bindegewebsproliferationen und typischen Gefäßneubildungen mit Endothelschwellung besteht eine Akanthose der Epidermis. Die Dermalpapillen sind verbreitert. Obwohl es sich bei Histiozytomen um nichtmelanozytäre Veränderungen handelt, treten auflichtmikroskopisch häufig partielle retikuläre Muster auf (Abb. 107). Die Netzstege sind meist hellbraun. Oft zeichnen sich lediglich die inneren Maschenkonturen ringförmig ab. Innerhalb des weißlich- oder rötlich-opaken bindegewebigen Anteils sieht man Bündel leicht ektatischer Kapillaren ohne erhebliche Kaliberschwankungen. Spontanblutungen, Thrombosierungen oder Rhexisblutungen finden nicht statt. Einzelne, manchmal kokardenartig lokalisierte Kapillaren erscheinen punkt- oder kreisförmig.

12 Kosmetologische Basisdiagnostik

Das Wort „Kosmetik" entstammt dem griechischen „kosmein" und bedeutet so viel wie schmücken. Kosmetik oder Kosmetologie umfasst neben der Verschönerung des Menschen die Pflege der Haut und ihrer Anhangsgebilde sowie reinigende Maßnahmen im Bereich der Körperöffnungen (Augen, Ohren, Nase, Mund, Genital- und Analregion). Zu den Tätigkeitsfeldern der Kosmetik gehören nicht nur dekorative, pflegende oder hygienische, sondern auch prophylaktische und erhaltende Anwendungen am Hautorgan und den hautnahen Geweben. Ein weiterer Aufgabenkomplex umfasst die ästhetische Medizin einschließlich der kosmetischen Chirurgie. Kosmetik soll dem Menschen helfen, ein angenehmes Äußeres zu bewahren oder wiederherzustellen, wobei in der medizinischen Kosmetologie die Berücksichtigung psychosozialer Aspekte im Vordergrund steht.

Am Anfang einer jeden pflegenden Maßnahme steht die Hautdiagnostik. Diese ist unentbehrlich und entscheidend für die Art und Wahl der Anwendungen, z. B. Make-up, chemische Pflegepräparate, Deodorantien, Reinigungsmaßnahmen, Packungen, Massagen, manuelle Drainagen oder auch Ernährung. Da die Übergänge vom noch normalen Hautzustand zum pathologischen Geschehen fließend sind, ist es nicht immer leicht, abzuschätzen, was kosmetisch machbar ist, bzw. zu welchem Zeitpunkt medizinische Behandlungsbedürftigkeit besteht. Zahlreiche, meist bereits klinisch einzustufende, teilweise aber auch nur auflichtmikroskopisch zu ermittelnde Parameter dienen der Beurteilung der Hautoberfläche. Neben einer visuellen Erfassung und Beschreibung des Hautbildes nebst Typisierung sind anatomische, sensible, physikalische und chemische Phänomene von Bedeutung. Zu den wichtigsten Kriterien gehören: Pigmentierungstyp, Durchblutung, Rauigkeit, Felderung und Furchung, Faltentiefe, Elastizität, Turgor, Wasser- und Fettgehalt, subjektive Empfindung wie Schmerz, Juckreiz, Spannungsgefühl und Brennen.

12.1 Basisdiagnostik der Kategorien I und II

Bereits der erste Blickkontakt mit dem Individuum ermöglicht fast immer eine grob orientierende Typisierung der Hautpigmentierung, des Hautelastizitätszustandes, des Durchblutungsgrades und der Haarbeschaffenheit in etwa sechs Kategorien. Wichtigste Parameter dieser Abstufungen an der unbehandelten Haut sind Hautkolorit, Haarfarbe und -dichte sowie die Gesichtsfaltenbildung. Nicht selten geht eine individuelle übersteigerte UV-Reaktion mit vermehrter Hautreagibilität auf chemische und andere physikalische Reize einher.

Die Kategorien I und II der Basisdiagnostik (s. Tabellen 13, 14 in Kap. 5) betreffen die Pigmentierungstypen I und II. Der *Hautpigmentierungstyp (HPT)* I ist gekennzeichnet durch einen weißlich-blassen Teint, oft in Assoziation mit Sommersprossen und weiß- bis hellblonder Haarfarbe. Bereits nach 5 bis 10 Minuten andauernder Insolation besteht die Gefahr des Sonnenbrandes. Der Pigmentierungstyp II zeigt ein hellblasses Kolorit mit blonder, seltener dunkler Haarfarbe. Die Eigenschutzzeit in der Sonne beträgt maximal 20 Minuten.

Hautelastizitätszustände (HEZ) sind abhängig von der physiologischen und anatomischen Beschaffenheit des subepidermalen Bindegewebes. Koriale Zapfen des Papillarkörpers „fassen", von unten kommend, fingerförmig in die Basis des mehrschichtigen verhornenden Plattenepithels der Epidermis. Der distale Abschnitt des subepidermalen Bindegewebes besteht aus einem reich verzweigten kollagenen Fasernetz (Stratum reticulare). Der Gewebeverband zwischen Epidermis und Korium dient dazu, die jeweiligen Zug-, Druck- und Verschiebekräfte elastisch abzufangen. Kollagene Fasern haben ein relativ hohes Elastizitätsmodul, sie sind gegenüber elastischen Fasern (Elastin) viel weniger dehnbar. Das Sleroprotein Kollagen besteht aus prolinreichen (Gelatine) verdrillten Gerüsteiweißkörpern, wohingegen die geknäuelten Polypeptidketten des fibrillären Elastins überwiegend Lysin enthalten. Gesunde junge Haut erscheint straff, glatt und faltenfrei, sie lässt sich nur wenig vom Unterhautgewebe abheben. Durch chronische UV-Einwirkung unterliegen vor allem lichtexponierte Areale wie Gesicht, Hals, Unterarme, Hände und Unterschenkel einem rascheren Alterungsprozess als lichtgeschützte Regionen. Bedeutendster Promotor des Hauttonusverlustes, der Kollagenverminderung und der aktinischen Elastose ist das UV-Spektrum des Sonnenlichtes. Fibroblasten, die Produzenten der kollagenen und elastischen Fasern, fallen einer aktinisch verursachten Involution anheim. Es kommt zur Ausbildung von Fältchen, Falten und Hautfurchen, begleitet von zunehmender Epidermisatrophie mit einer Abflachung der Reteleisten. Hautelastzitätszustände (HEZ) I und II beziehen sich auf eine faltenfreie glatte Oberfläche (I) bzw. persistierende kurze Fältchen in mimischen Regionen (II).

Die für den jeweiligen *Hautoberflächenzustand (HOZ)* bedeutsamen Lipide stammen vorwiegend aus den Talgdrüsen, ein geringerer Anteil wird von Epidermiszellen produziert. Freie und veresterte Fettsäuren halten durch hohen Spreiteffekt und Hydrophobie die Hornschicht weich und geschmeidig. Sympathisch innervierte, thermoregulierende ekkrine Schweißdrüsen sezernieren Wasser (99 %), Kochsalz, Harnstoff, Bikarbonat und Säuren. Durch den Anteil an Milchsäure verschiebt sich der Haut-pH-Wert in den sauren Bereich (Säuremantel, pH 4–6). Des Weiteren ist das Hautorgan bis zu 3 % am Gasaustausch beteiligt. Eine Typisierung der Haut nach Fett- und Feuchtigkeitsgehalt geschieht qualitativ aufgrund des klinischen Aspektes sowie auf der Basis makroskopischer und auflichtmikroskopischer anatomischer Besonderheiten. Neben den jeweiligen Zustandsbeschreibungen gibt es fließende Übergänge der Phänomenologien. Normale Hautfelderung und -turgor charakterisieren den Hautoberflächenzustand (HOZ) I (Abb. 108), während der Typ II mit leichter Exsikkation, Sebostase und Schüppchenbildung eine Übergangsform zum pathologischen Zustand beinhalten kann (Abb. 109). Die Beurteilung gelingt am besten mittels Lupe oder Auflichtmikroskop ohne Immersionsöl. Die epidermalen Lipide tragen zur Hydratation der Epidermis, insbesondere der Hornschicht bei. Die Zusammensetzung der Oberflächenlipide variiert in den einzelnen Körperregionen. Im Gegensatz zur dicht mit Talgdrüsen besetzten Stirn, Kopfhaut und Wangen sind Palmae und Plantae talgdrüsenfrei. Bei ausreichendem Fett- und Feuchtigkeitsgehalt besteht die gesunde Hautoberfläche in der auflichtmikroskopischen Projektion aus kleinen, kissenartig erhabenen, rhombischen, trapezoiden oder triangulären Feldern. Zarte, strichartige Lichtreflexe konvergieren unterbrochen spitzwinklig, andere laufen widerhakenförmig aus. Auf der Höhe der Felder zeigen sich punktiforme Papillenkapillaren. Wenn makroskopisch kleine rundliche Vertiefungen der Hautoberfläche sichtbar werden, spricht man von grobporiger Haut. Mikroskopisch lassen sich im Zentrum der rundlichen Einsenkungen Vellushaare und gelblich-bräunliche Keratinzonen erkennen. Mikrokomedonen enthaltende Follikelostien weisen mit 0,1 bis 0,4 mm den größten Durchmesser der Haar-Talgdrüsenfollikel auf. Häufiges Duschen mit übermäßiger Anwendung von Reinigungsmitteln, eine atopische Diathese und/oder toxische Kontaktreaktionen (z. B. Desinfizienzien, Parfüme, Dauerwellpräparate) können eine Sebostase bewirken. Die verstärkte Entfettung führt zu einer trockenen kleieartigen Schuppung. Bei Persistenz einer verminderten Talgsekretion treten entzündliche Reaktionen und Lichenifikation auf.

Bestimmend für den Bräunungsgrad der Haut ist die Ausprägung der Melanozyten- und Keratinozyten-Pigmentierung in den Reteleisten, dem so genannten *Pigmentnetzwerk (PN)*. Die Haut dunkler Menschen und sonnengebräunte Haut weist ein feines Netzwerk doppelkonturierter zarter brauner Linien auf, die den anatomischen Strukturen pigmentierter Reteleisten entsprechen. Die Maschenzentren enthalten den Papillarkörper, der im Gesichtbereich weniger deutlich ausgeprägt ist als am übrigen Integument, bedingt durch eine hohe Dichte an Talgdrüsenostien und chronisch-aktinische Veränderungen mit Abflachung der Retezapfen, vor allem bei älteren Menschen. Zwei Formen des Melanins werden unterschieden, das rotgelbe Phäomelanin und das schwarzbraune Eumelanin. Melanin beugt und absorbiert die elektromagnetische Strahlung des UV-Spektrums. Die lichtgesteuerte Melaninsynthese ist das Kernstück einer funktionellen Ein-

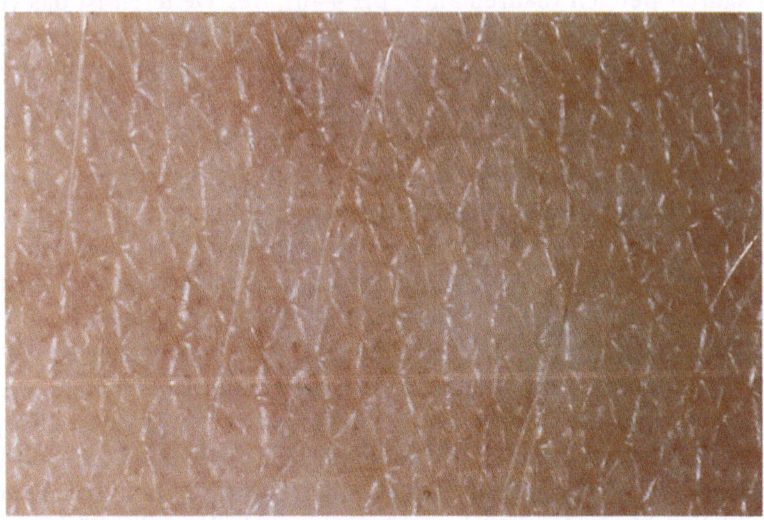

Abb. 108. Weißlich-blasse Bauchhaut vom Pigmentierungstyp I (HPT I), normaler Turgor, normale Hautfelderung (HOZ I), Pigmentnetz nicht vorhanden (PN I), keine Punktkapillaren (VG I) (weiblich, 12 Jahre; Auflicht 5,5:1)

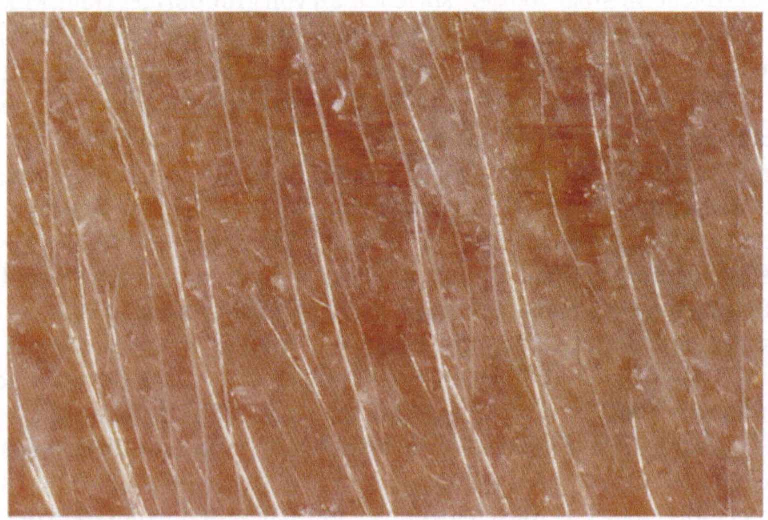

Abb. 109. Hell-blasse Schläfenhaut vom Pigmentierungstyp II (HPT II), Sebostase, Schüppchen (HOZ II), zahlreiche Vellushärchen (weiblich, 20 Jahre, Auflicht 5,5:1)

heit aus Melanozyten und den assoziierten Keratinozyten, welche Melanosomen aufnehmen. Die Hautbräunung ist nicht abhängig von der Zahl der Melanozyten, sondern allein von der Größe, dem Typ, der Anzahl und Verteilung der Melanosomen in den Keratinozyten. Durch den UV-A-Anteil des Sonnenspektrums kommt es zu einer Sofortpigmentierung infolge vermehrter Melaninbildung ohne Vermehrung der Melanozyten. Die anhaltende Pigmentierung erfolgt durch UV-A- und UV-B-Strahlung aufgrund einer Vermehrung von Melanosomen in den Keratinozyten. Biologische Selbstschutzeinrichtungen des Hautorgans betreffen Lichtschwielenbildung, Melaninpigmentierung und DNS-Repair. Werden die Lichtschutz- und Anpassungsmechanismen der Haut wiederholt überfordert, kommt es neben degenerativen Bindegewebsstörungen (elastotische Degeneration) in der Kutis auch zu Defekten an den Melanozyten. Die Folge sind De- und Hyperpigmentierungen (Pigmentinkontinenz). Chronische Lichtveränderungen werden sowohl durch UV-A- als auch durch UV-B-Strahlung begünstigt. Auflichtmikroskopisch stellt sich oft nur unter Ölimmersion das Pigmentnetz dar. Bei hellhäutigen, nicht sonnengebräunten Menschen ist die Retestruktur (PN I) nur selten oder überhaupt nicht identifizierbar. Die Kategorie PN II kennzeichnet ein stellenweise schwach angedeutetes, gelblichbraunes Netzwerk (Abb. 110).

Wie das Pigmentnetz so ist auch der *Vaskularisierungsgrad (VG)* der Haut nur mit dem Mikroskop eindeutig zu beurteilen. Das Gesamthautkolorit wird neben Melaninpigmentierung und Hornschichtdicke von der Stärke der Perfusion, der Beschaffenheit der Gefäße sowie dem Grad der Oxygenierung des Blutes bestimmt. Entsprechend der übereinander geschichteten, anatomisch abgrenzbaren Kompartimente, lassen sich die Gefäßgeflechte verschiedenen kutanen Etagen zuordnen. Der subkutane untere Plexus befindet sich zwischen Korium und Subkutis. Im tiefen Korium ist der tiefe dermale Plexus lokalisiert. Unmittelbar unterhalb der Epidermis liegt der obere dermale Plexus, verbunden mit dem tiefen System durch die schräg aufsteigenden so genannten Kandelabergefäße. Der subpapilläre venöse Plexus ist für die gefäßbedingte Hauttönung verantwortlich. Die Zenralkapillaren („Schlingenkapillaren") des Papillarkörpers sind in Form und Höhe unterschiedlich ausgebildet, angepasst an den Raum, der ihnen zur Verfügung steht. Hautatrophien gehen mit einer Involution der Papillenkapillaren einher. Auf unveränderter normal pigmentierter Haut mit einem intakten Stratum corneum lassen sich auflichtmikroskopisch oder bei Lupenbetrachtung nur selten Hautgefäße als Punktkapillaren erkennen. Dieser Zustand entspricht dem Vaskularisierungsgrad I (VG I). Das gilt insbesondere für junge Personen und betrifft sowohl die Gesichtshaut als auch andere kutane Regionen (Abb. 111). Der Vaskularisierungsgrad II (VG II) bezeichnet das Vorhandense regelmäßig über die Dermis verteilter Punktkapillaren.

Abb. 110. Diskretes gelblich-braunes Pigmentnetzwerk (PN II) der Brusthaut (weiblich, 18 Jahre; Auflicht-Öl 5,5:1)

Abb. 111. Sporadische Punktkapillaren vom Vaskularisierungsgrad I (VG I) am Oberschenkel (weiblich, 37 Jahre; Auflicht-Öl 13,0:1)

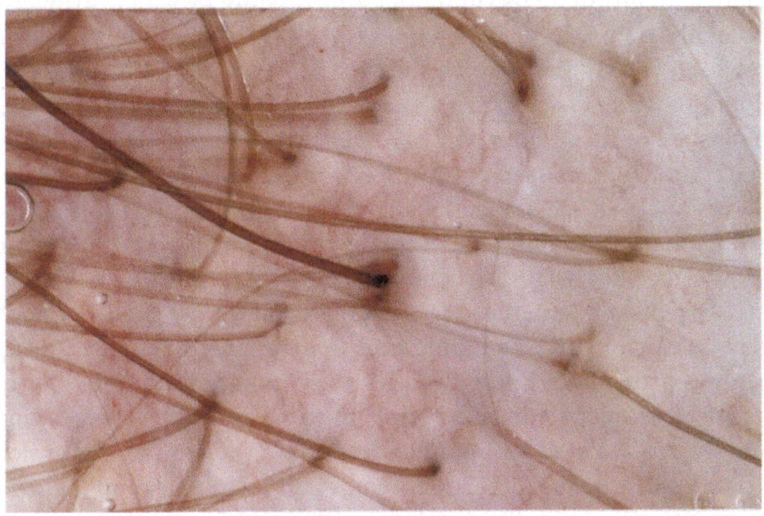

Abb. 112. Verminderte Kopfhaardichte bei mikroskopischem Haarzustand der Kategorie II (MHZ II), weißlich-blasser Hautpigmentierungstyp (HPT I; weiblich, 23 Jahre; Auflicht-Öl 5,5 : 1)

Kosmetologisch relevante *Haarzustände (HZ)* sind sowohl ohne als auch mit Hilfe eines Mikroskops zu beurteilen. Man unterscheidet drei Haarschafttypen, das Lanugohaar (Fetalhaar, postnatal durch Vellus- bzw. Terminalhaar ersetzt), das Vellushaar mit einem Durchmesser von ca. 0,03 mm und das Terminalhaar. Am Körper wird Vellushaar unter dem Einfluss von Sexualhormonen zunehmend durch Terminalhaar ersetzt. Ein als Intermediärhaar bezeichneter Haartyp steht morphologisch zwischen dem Vellus- und dem Terminalhaar. Es ist markhaltig aber dünner und weniger pigmentiert als das Terminalhaar. Für eine kosmetologische Haardiagnostik eignen sich Zustandsbeschreibungen wie Dichte, Verteilung, Schaftbesonderheiten der Oberfläche und/oder Struktur sowie Haartypus. Haardichte, -dicke und Wachstumsgeschwindigkeit sind lokalisations-, geschlechts- und altersabhängig. Die Wachstumsgeschwindigkeit am behaarten Kopf beträgt beim Erwachsenen durchschnittlich etwa 1 cm/Monat, der mittlere Haardurchmesser liegt bei 0,06 bis 0,12 mm und die Follikeldichte misst ca. 170 bis 300 pro cm^2 (*mikroskopischer Haarzustand, MHZ I*). Über 50-jährige Frauen weisen meist eine geringere Haardichte auf als Männer gleichen Alters. Bei weniger als 170 Kopfhaaren pro cm^2 (MHZ II) liegt eine verminderte Dichte vor (Abb. 112). Der Haarschaft besteht aus der keratinisierten Haarrinde (Kortex) und dem Haarmark (Medulla, nur bei Terminal- und Intermediärhaar) aus Haarmatrixfilamenten. Die Haarrinde wird von sich überlappenden Haarkutikulazellen überdeckt. Die Schaftquerschnitte der

Kopfhaare sind größtenteils rund oder gleichmäßig oval, bei Farbigen oval oder flachelliptisch. Normales, regelmäßig gepflegtes Haar fühlt sich trocken und weich an (HZ I). Lassen sich mit den Fingern mehr als 10 lose Haare vom Kopf abstreifen, ist verstärkter Haarausfall anzunehmen (HZ II). Der physiologische diffuse Haarverlust am behaarten Kopf beträgt etwa 80 bis 150 Haare am Tag. Ein durchschnittlicher täglicher Ausfall von bis zu 250 Haaren ist noch als regelrecht zu betrachten. Die Haarzyklusdauer der Wachstumsphase (Anagenhaare, anteilig >80%, am Abrissende mit oder ohne Wurzelscheide) beläuft sich auf zwei bis 8 Jahre, die der Rückbildungsphase (Katagenhaare, anteilig <3%, keulenförmiges proximales Ende) auf zwei bis vier Wochen und die Ruhephase (Telogenhaare, anteilig <20%, kolbenförmiges proximales Ende) zwei bis vier Monate. Der Anteil der abgebrochenen Haare liegt normalerweise unter 10%. Höhere Wachstumsgeschwindigkeiten weisen die Sommerhaare auf. Mit erhöhtem physiologischen Haarverlust ist im August/September zu rechnen. Wenn täglich eine Haarwäsche stattfindet, sollte der Verlust 100 nicht überschreiten.

Nagelzustände (NZ) von Finger- und Fußnägeln umfassen die Beurteilung der Nagelplatte, des Nagelbettes, des Nagelwalls und der näheren Nagelumgebung. Die normale Nagelplatte (Onyx) ist eine durchscheinende, leicht gewölbte Hornplatte, die auf dem rosarot gefärbten Nagelbett ruht (NZ I). Gewöhnlich ist am Daumen und meist auch an den anderen Fingern sowie den Großzehennägeln eine weißliche, halbmondförmige „Lunula" zu erkennen, die sich dem Nagelbett nach proximal anschließt und bis unter den Nagelfalz (Nagelwall) erstreckt. Peripherwärts geht das Nagelbett in das Sohlenhorn (Hyponychium) über, das an der distalen Nagelfurche endet. Von der weichen, unverhornten, im hinteren Nagelfalz liegenden Mutterzellschicht (Matrix) schieben sich die Nagelzellen auf dem Nagelbett nach vorne und verhornen. Die Nagelmatrix liegt am Boden der Nageltasche und zieht von der Übergangsstelle des dorsalen in den ventralen Teil bis zum distalen Rand der Lunula. Vom dorsalen Nagelwall dehnt sich die Oberhaut als Nagelhäutchen (Eponychium) auf die Nagelplatte aus und überspannt oft zusammen mit der weichen Kutikula (Häutchen) größere Bezirke der proximalen Nagelplatte. Beim erwachsenen Menschen bedeckt der dorsale Nagelwall ein Drittel der Nageloberfläche. Die Wachstumsrate des Nagels beträgt 0,5 bis 1,2 mm pro Woche. Kosmetologische Fehler (NZ II) können Störungen des Nagelwachstums (Onychodystrophie) oder anhaltende Nagelverluste bedingen, z.B. Manipulation am Nagelhäutchen, Unverträglichkeiten auf härtende Acrylharze oder Cyano-Acrylate in modellierten Kunstnägeln, okklusive Abdeckung von Kutikula und Nagelrand mit Toluolsulfonamid-Epoxid-Harzen bzw. Polyacrylsäureestern zur Haftverstärkung.

12.2 Basisdiagnostik der Kategorien III und IV

Gering pigmentierte Haut in Assoziation mit dunkelblonder bis brauner Haarfarbe entspricht dem *Hautpigmentierungstyp (HPT)* III. Sonnenexposition verursacht immer eine gleichmäßige Bräunung und bei Einhalten der Eigenschutzzeit von ca. 20 bis 30 Minuten selten Sonnenbrand. Ein gut pigmentierter dunkler Teint mit dunkelbraunem bis schwarzem Haupthaar (HPT IV) weist in der Sonne eine Eigenschutzzeit von meist mehr als 45 Minuten auf. Ein Sonnenbrand findet nur äußerst selten statt (s. Tabellen 13, 14 in Kap. 5).

Bereits bei jungen Leuten deutet sich eine zur Faltenbildung neigende Haut frühzeitig an. Man findet persistierende linienartige, mehr als 2 cm lange Fältchen parallel zu den „relaxed skin tension lines" (*Hautelastizitätszustand, HEZ* III) vor allem an der Stirn. Die in mimisch aktivierter Haut entstehenden Falten sind kaum länger als 2 cm. Manchmal kreuzen sie die Kraftlinien. Relaxed skin tension lines (RSTL) verlaufen im Gesicht und am gesamten Integument senkrecht zur Muskelzugrichtung. An der Stirn, in der Augenumgebung, der Infraorbital- und Nasenregion sind sie parallel, in horizontaler Richtung angeordnet. Sie ziehen in weitem Bogen über die Temporal- zur Wangenregion und vertikal gegen den Unterkieferrand, auf dem sie senkrecht stehen. In der Perioral- und Kinnregion verlaufen sie vertikal von cranial nach caudal, sodass sich ihre Ausrichtung im rechten Winkel zur Lippenrotgrenze befindet. Mit zunehmendem Tonusverlust des kollagenen Bindegewebes infolge physiologischer Zeitalterung verstärkt sich die Furchentiefe. Multiple flache und lange Falten in mimischen und nichtmimischen Regionen treten mehr oder minder deutlich in Erscheinung (HEZ IV). Altersbedingt vermindert sich die Produktion der Hydrolipidemulsion, wodurch sich das Wasserbindungsvermögen des Keratins vermindert.

Durch Funktionseinbuße der Talgdrüsen, Witterungs- und Reinigungseinflüsse kommt es zu einer Dekompensation des Rückfettungsprozesses der Haut. Zunächst bilden sich feine Schüppchen auf trockener Haut (Xerose). Bei anhaltender Exsikkation des *Hautoberflächenzustandes (HOZ)* bilden sich transparente Hornplaques mit Einrissen (HOZ III). Auflichtmikroskopisch erkennt man den Beginn eines herabgesetzten Fett- und Wassergehaltes an verlängerten, parellel angeordneten Reflexlinien innerhalb leistenartig verzogener Hautfelder. Es stellen sich vermehrt Schüppchen und eingerissene Plaques dar (Abb. 113). Exzessiver Waschzwang erzeugt pergamentartig durchscheinende Hornplättchen ohne Binnenstruktur. Die Hautfelderung I.Ordnung verschwindet. Punktförmige Papillenkapillaren werden unterhalb des verdünnten Stratum corneum sichtbar. Die triangulären Felderlinien II.Ordnung, in denen der Keratingehalt stark vermindert ist, zeigen feine doppelkonturige Einrisse.

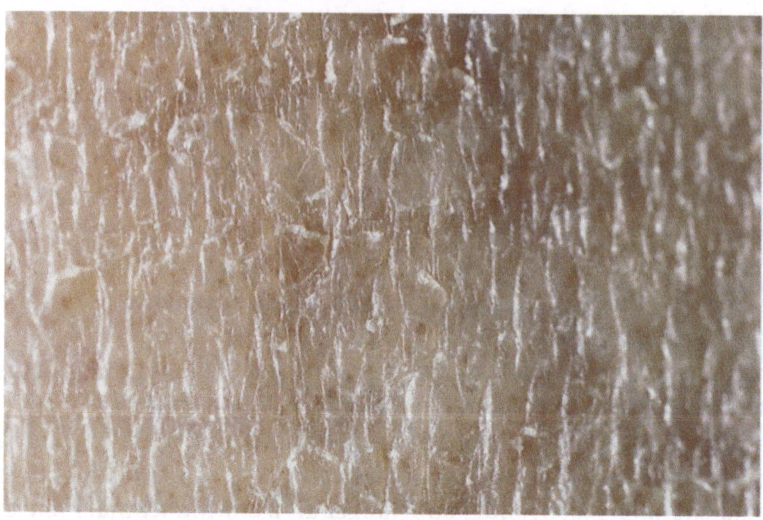

Abb. 113. Parallel verzogene Hautfelder, Exsikkation, Hornplaques, korneale Einrisse (HOZ III) im Bereich der Unterarmbeuge (weiblich, 13 Jahre; Auflicht 5,5:1)

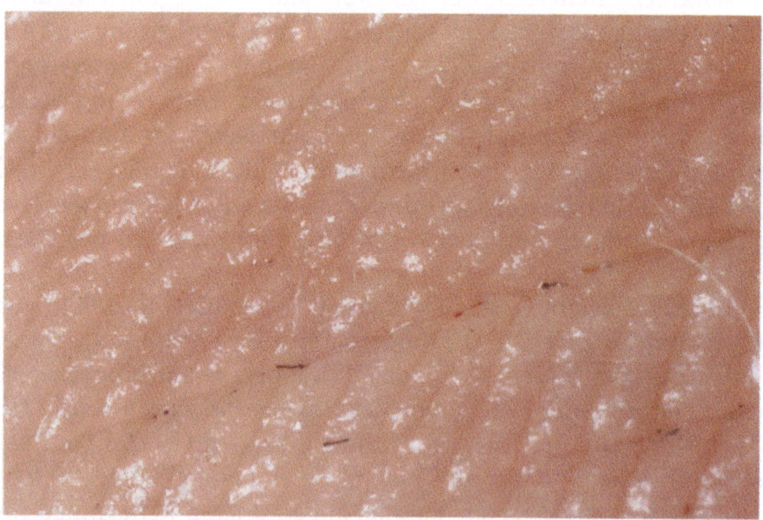

Abb. 114. Hyperhidrose der Haut der Handinnenfläche, Quellung der Hautfelder (HOZ IV; weiblich, 23 Jahre; Auflicht 5,5:1)

Abb. 115. Hellbraunes Pigmentnetz im UV-bestrahlten Bereich am Stamm (PN III), einzelne Zentralkapillaren (männlich, 15 Jahre; Auflicht-Öl 5,5:1)

Vermehrte Hautdurchfeuchtung infolge übermäßiger Schweißproduktion (HOZ IV) zeigt sich bevorzugt in der Palmoplantarregion, den Achselhöhlen, im Bereich der hinteren und vorderen Schweißrinne sowie am Kopf. Bei der Hyperhidrose ist die Hautoberfläche von einem Feuchtigkeitsfilm überzogen und aufgequollen (Abb. 114).

Das *Pigmentnetz (PN)* der Kategorie III stellt sich nur in UV-bestrahlten Regionen hellbraun doppelkonturig dar (Abb. 115). Dunklere Brauntöne finden sich beim Typ IV (PG IV). Die Bräunung sistiert auch bei nicht andauernder Insolation über lange Zeitphasen. Häufiges Überschreiten der Eigenschutzzeiten hinterlässt lebenslange Pigmentinkontinenzen (Abb. 116).

Ausgeprägte Punkt- und Kommakapillaren des *Vaskularisierungsgrades (VG)* III verursachen ein leicht livid-rotes Kolorit (Abb. 34, S. 59). Die Reaktion kann persistieren oder auch flushartig auftreten. Sporadische, horizontal verlaufende Gefäße (VG IV) kommen oft im Jochbogen-, Nasenflügel- und/oder Wangenbereich vor. Die durch die Oberhaut scheinenden, spontan nicht rückbildungsfähigen Gefäßektasien sind im Gesicht interfollikulär lokalisiert (Abb. 117).

Haarzustände (HZ) der Kategorie III gehen mit Haarbruch, Schaftveränderungen und häufig auch mit Seborrhoe einher. Struktur- und Konfigurationsveränderungen des Haarschaftes sind meist harmloser Natur. Übermäßiger Terminalhaarbewuchs im Oberlippenbereich, am Kinn (Abb. 118), der Brust und als verstärkte Sexualbehaarung bei Frauen wird als Hirsu-

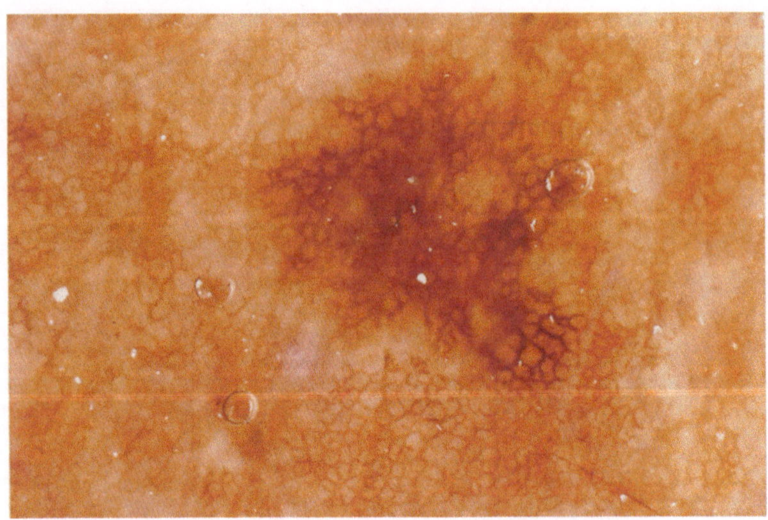

Abb. 116. Unregelmäßiges Pigmentnetz (Pigmentinkontinenz) am Rücken nach chronischer Insolation (PN IV; männlich, 59 Jahre; Auflicht-Öl 5,5:1)

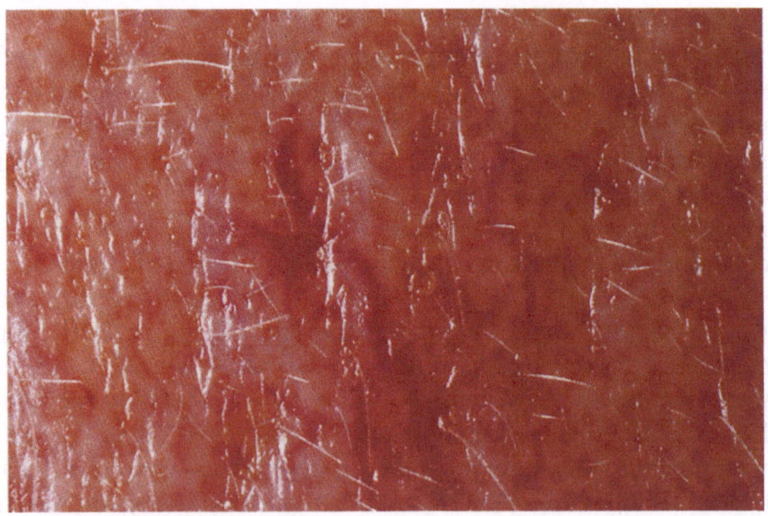

Abb. 117. Sporadische interfollikuläre Horizontalgefäße des Vaskularisierungsgrades IV (VG IV) im Wangenbereich (weiblich, 35 Jahre; Auflicht 5,5:1)

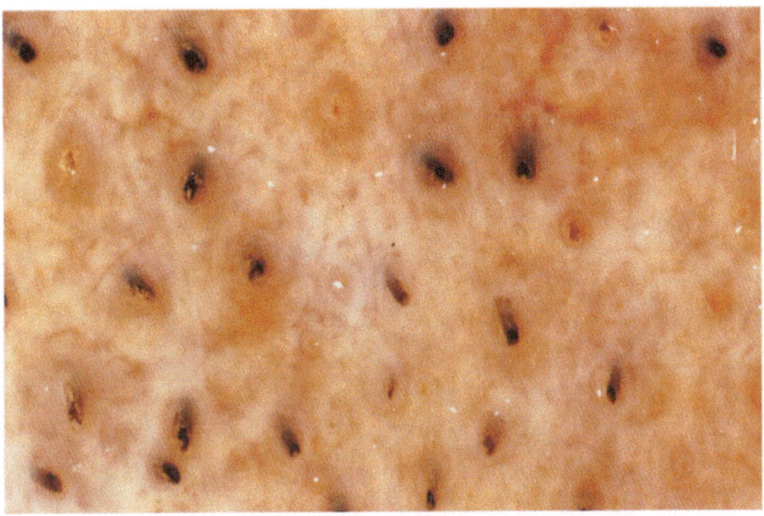

Abb. 118. Hirsutismus (HZ IV) mit dicht stehenden Terminalhaaren am Kinn (weiblich, 35 Jahre; Auflicht-Öl 5,5:1)

tismus bezeichnet (HZ IV). Er entspricht dem männlichen Behaarungstyp und tritt genetisch oder idiopathisch infolge erhöhter Androgenempfindlichkeit der Haarfollikelzellen auf. Endokrine Störungen sind seltener die Ursache.

Mikroskopisch lassen sich Spliss, Trichorrhexis nodosa (Abb. 119), Torsionshaare und die Trichnodosis (Abb. 120) differenzieren (MHZ III). Eine Trichoptilosis (Haarspliss) wird traumatisch, durch intensives Kämmen oder Dauerwellanwendung hervorgerufen. Der Haarschaft splittert an seinem freien Ende. Als Trichoschisis bezeichnet man einen glatten transversalen Schaftbruch. Bricht der Haarschaft unter Ausfransen der Bruchstelle, so spricht man von Trichoklasie. Häufigste Haarschaftanomalie ist die Trichorrhexis nodosa. Das Haarkleid gestaltet sich brüchig, glanzlos, rau, strohig und weist winzige weißliche Knötchen auf. Häufige Ursache ist intensives Waschen, Dauerwelle, Toupieren, Drehen, Glätten und kräftiges Kämmen. Torsionshaare (Pili torti) kommen familiär vor. Das meist hellblonde Haar wirkt trocken, strohig und lässt sich nicht richtig formen. Wegen seiner Fragilität wirkt das Kopfhaar spärlich, stoppelig und wie angesengt. Mikroskopisch sieht man komplette oder imkomplette Verdrehungen und eine Abflachung des Haarschaftes. Insbesondere fettige Schüppchenbeläge und weitgestellte Kapillaren der Kopfhaut (MHZ IV) treten beim Übergang in eine seborrhoische Dermatitis mikroskopisch in den Vordergrund (Abb. 121).

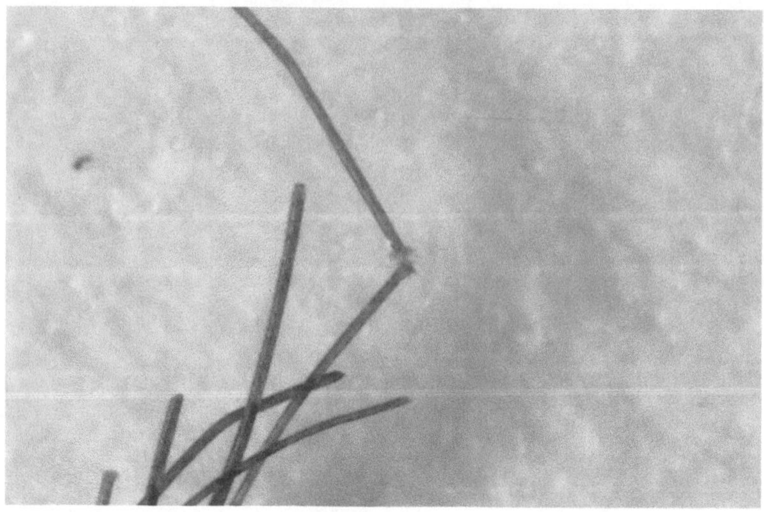

Abb. 119. Trichorrhexis nodosa (MHZ III) des Kopfhaares (weiblich, 7 Jahre; Auflicht 13,0:1)

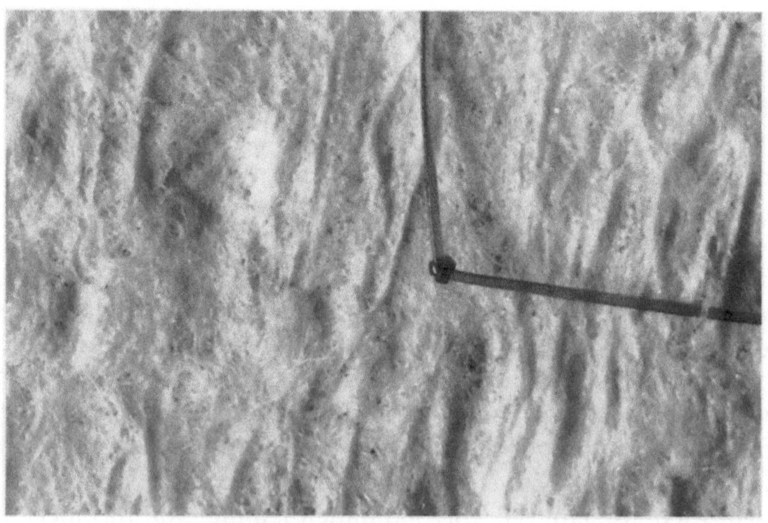

Abb. 120. Trichnodosis (MHZ III) des Kopfhaares (weiblich, 17 Jahre; Auflicht 5,5:1)

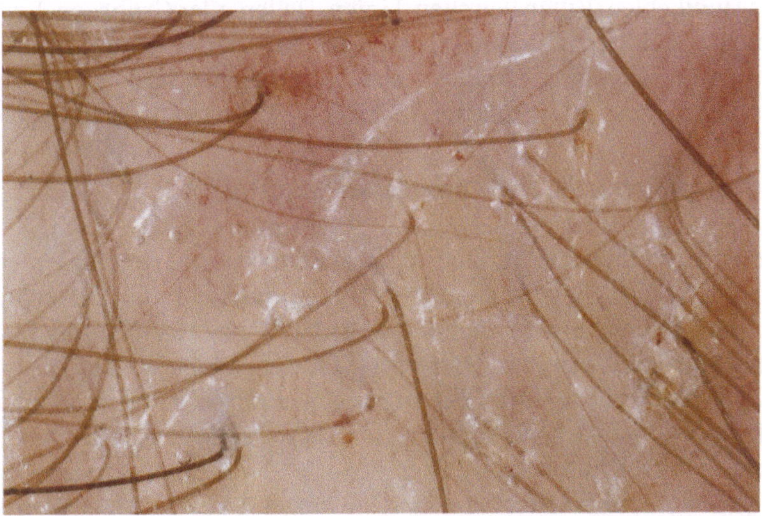

Abb. 121. Mit Schüppchen belegte seborrhoische Kopfhaut (MHZ IV) als Übergangsform zur seborrhoischen Dermatitis, ektatische Kapillaren (weiblich, 19 Jahre; Auflicht-Öl 5,5:1)

Bei *Nagelzuständen (NZ)* der III. Kategorie finden sich Verfärbungen der Nagelplatte und/oder des Nagelbettes. Farbanomalien (Chromonychie, Dyschromie) können an der Nageloberfläche, in der Nagelsubstanz oder im Subungualgewebe vorkommen. Neben exogenen Pigmentierungsstörungen gibt es endogene Ursachen, beispielsweise infolge Ablagerung, Speicherung oder Überproduktion. Wenn die Verfärbung der distalen Lunulagrenze entspricht, d. h. parallel zu ihr verläuft, ist eine innere Ursache anzunehmen. Zu den von außen kommenden Möglichkeiten einer Farbänderung gehören chemische Produkte, Fremdkörper, Mikroben, Traumata, Medikamente und Vitaminmangelzustände. Bei weißen Nägeln spricht man von Leukonychie. Die echte und totale Leukonychie entsteht durch Lichtstreuung in abnormen Hornzellen. Die Färbung ist variabel kreideweiß, milchig, elfenbeinfarben, porzellanweiß oder bläulich. Die Leukonychia striata bildet 1 bis 2 mm breite transversale Bändchen. Die Leukonychia longitudinalis besteht aus längsverlaufenden Streifen. Die Leukonychia punctata zeigt einzelne oder gruppierte weiße Fleckchen, die durch wiederholte Traumatisierung oder Irritationen der Matrix zustande kommen. Luft dringt dann in die gestörten Zellschichten ein. Die Flecken wandern mit dem Nagelwachstum nach distal. Anwendung von Nagellacken und -härtern kann zu einer Gelbfärbung führen, z. B. durch Nitrozelluloselacke mit Zusätzen von Polyamiden, Polyester oder Polyacrylat. Verformungen der Nagelplatte (NZ IV) zeigen sich als Hohlkehlen, Rillen, Furchen, Linien, Dellen oder Grübchen. Ursächlich spielen Traumen, aber auch umschriebene oder systemische Erkrankungen eine Rolle. Feine, parallel verlaufende Furchen und Leisten finden sich als physiologische Variante im Alter sowie bei einigen Genodermatosen.

12.3 Basisdiagnostik der Kategorien V und VI

Dunkelhäutige Menschen (z. B. Mittelmeeranwohner) vertreten den *Hautpigmentierungtyp (HPT)* V. Die Haarfarbe ist dunkelbraun oder schwarz, selten dunkelblond. Ein Sonnenbrand tritt nie auf. Der Hautpigmentierungstyp VI betrifft Schwarzafrikaner (s. Tabellen 13, 14 in Kap. 5).

Hautelastizitätszustände (HEZ) mit langen elastotischen Furchenbildungen (HEZ V) finden sich auf sonnengeschädigter alternder Haut. Sie beginnen zunächst als Knitterfältchen der periorbitalen und perioralen Region sowie im Stirn- und Wangenbereich. Nach längerer Bestandsdauer verwandeln sich die Fältchen in tiefe Furchen, feingeweblich einhergehend mit ausgeprägter basophiler Degeneration der kollagenen und elastischen Fasern des Koriums. Kosmetologisch äußerst störende, tiefe Hautfurchungen betreffen überwiegend die Glabella, die Nasolabial-, Perioral-, Kinn- und Wangenregion. Es kommt zu tiefen elastotischen Einsenkungen und wulstigen Falten (HEZ VI).

Die Seborrhoe bezeichnet einen *Hautoberflächenzusta   (HOZ)*, der mit übersteigerter Fettproduktion einhergeht (HOZ V). Messtechnisch ist weder die normale noch die verstärkte Talgproduktion zu erfassen. Eine Beurteilung geschieht klinisch qualitativ. Testosterone stimulieren, Östrogene hemmen die Talgdrüsenfunktion. Eine Seborrhoe geht zusätzlich mit vermehrter Schweißsekretion einher. Die höchste Dichte lipidproduzierender Haar-Talgdrüsenfollikel findet sich in der behaarten Kopfhaut, an der Stirn und im zentrofacialen Bereich (250 bis 500 Follikelostien pro cm^2). Klinisch ist die Seborrhoe charakterisiert durch eine glänzende Haut, leicht fettende Haare sowie Neigung zur Aknebildung und Entzündung. Auflichtmikroskopisch ist der Fettbelag erkennbar an zahlreichen pünktchenartig unterbrochenen Reflexlinien, reflektierenden Plaques und vermehrter Transparenz (Abb. 122). Hyperkeratinisierungs-Areale betreffen vor allem die Follikel, z. B. als Mikrokomedonenbildung und deren Umgebung. Hornschichten schilfern oberflächlich ab, die Haut darunter neigt zu Entzündungsreaktionen. Exzessive Talgabsonderungen imponieren klinisch als schmierig ölige Beläge einer Seborrhoea oleosa (HOZ VI). Die Kopfhaare sind von einem Fettfilm überzogen und verkleben zu Strähnen.

Im auflichtmikroskopischen Bild sieht man punktiforme, ölig erscheinende Lichtrefelexe, die Hornschicht wölbt sich infolge Quellung vor, Mikrokomedonen füllen die Follikelostien (Abb. 123).

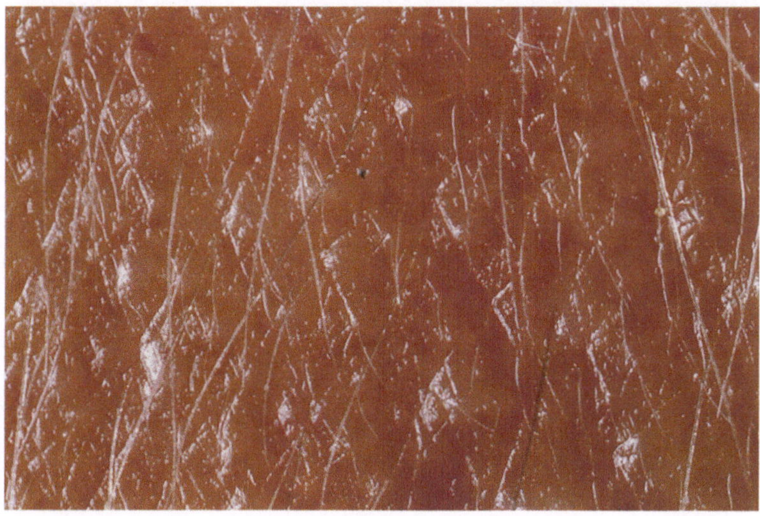

Abb. 122. Seborrhoe der Stirnhaut (HOZ V), pünktchenartig unterbrochene Reflexlinien (weiblich, 36 Jahre; Auflicht 5,5:1)

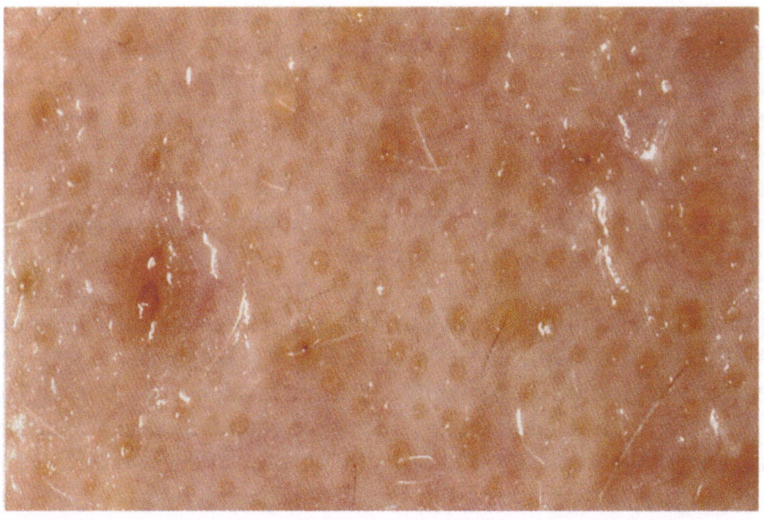

Abb. 123. Seborrhoea oleosa der Stirnhaut (HOZ IV), öliger Belag, vermehrte Transparenz (weiblich, 37 Jahre; Auflicht 5,5:1)

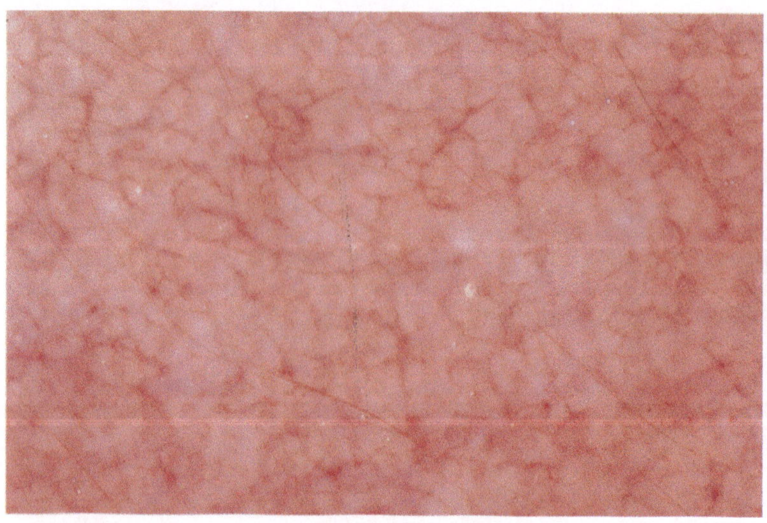

Abb. 124. Netzartige interfollikuläre Gefäßektasien (VG V) bei Erythrosis faciei im Wangenbereich (weiblich, 16 Jahre; Auflicht-Öl 5,5:1)

Das *Pigmentnetz (PN)* der Kategorie V ist am gesamten Integument, auch in nicht UV-bestrahlten Regionen stark ausgeprägt, von dunkelbrauner Farbe und doppelkonturig angelegt (Abb. 25, S. 53). Noch schärfer gezeichnet und dunkler ist das retikuläre Muster bei Schwarzafrikanern (PN VI) (Abb. 45, S. 67).

Der *Vaskularisierungsgrad (VG)*V betrifft die dauerhafte Gesichtsröte einer Erythrosis facialis (Rubeosis faciei, „Couperose"). Ausgedehnte vertikale und horizontale zarte Gefäßweitstellungen finden sich vorzugsweise in der Wangen- und Nasenregion. Auflichtmikroskopisch sieht man gleichmäßig verteilte faden-, netz- und punktförmige interfollikuläre Angiektasien (Abb. 124). Großkalibrige Gefäßnetze (VG VI) kommen bei primär angeborenen (idiopathisch, essentiell) Teleangiektasien vor (Abb. 125). Sie können im Laufe des Lebens an Ausprägung und Schwere zunehmen. Kapillaren und postkapilläre Venolen sind ektatisch verändert. In der Auflichtmikroskopie zeigt sich eine ausgeprägte Erweiterung des horizontal angelegten subpapillären Gefäßnetzes und eine Rarefizierung der aufsteigenden Punktkapillaren.

Im Gegensatz zum Hirsutismus sind bei der Hypertrichose *(Haarzustand, HZ*V) die Sexualhaare nicht beteiligt. Eine Hypertrichose kann kongenital und hereditär diffus auftreten (Abb. 126). Vermehrt finden sich farblose und marklose Vellushaare oder auch pigmentierte Terminalhaare. Das Verteilungsmuster entspricht nicht dem männlichen Behaarungstyp. Eine

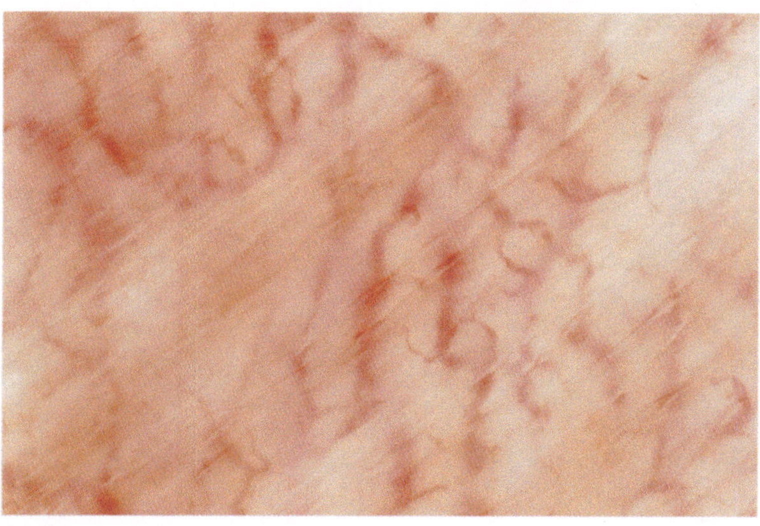

Abb. 125. Großkalibrige Gefäßnetze (VG VI) bei Erythrosis interfollicularis colli (weiblich, 52 Jahre; Auflicht-Öl 13,0:1)

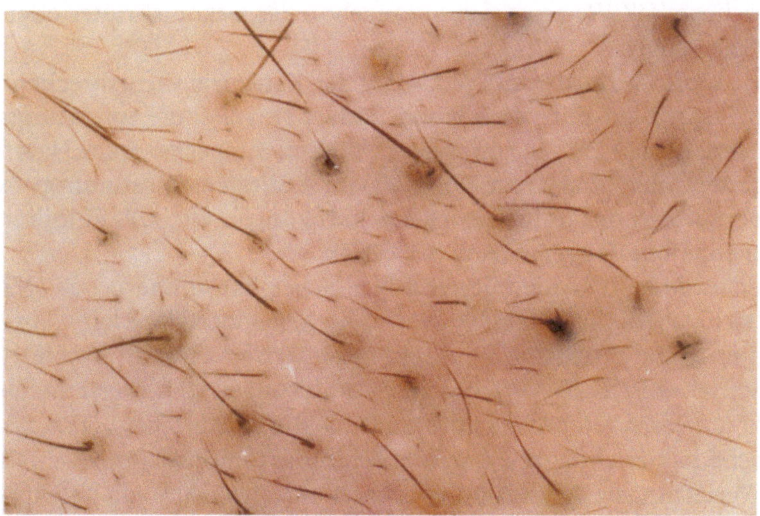

Abb. 126. Hypertrichose (HZ V) der Perinasalregion (weiblich, 15 Jahre; Auflicht-Öl 5,5:1)

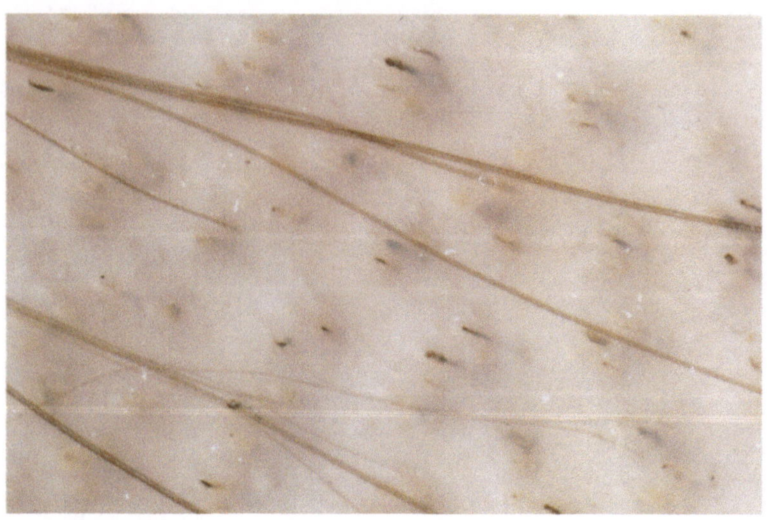

Abb. 127. Ausrufungszeichenhaare (MHZ V) bei Alopezia areata (weiblich, 10 Jahre; Auflicht-Öl 5,5:1)

Hypotrichose (HZ VI) zeigt sich als angeborener zirkumskripter oder diffuser Haarmangel.

Mikroskopische Haarzustände (MHZ) der Kategorie V entsprechen verkürzten Haarresten mit gespaltenen Enden, so genannte Ausrufungszeichen-Haare (Abb. 127). Sie sind typisch für eine Alopezia areata. Haarfollikel ohne zentralen Haarschaft (MHZ VI) mit kräftigem Keratinpfropf kommen sporadisch oder diffus bei Haarerkrankungen vor, z.B. Autoimmunreaktionen, Alopezia areata (Abb. 48, S. 69).

Nagelzustände (NZ), die mit brüchiger Nagelplatte einhergehen (NZ V), finden sich gehäuft bei Pilzinfektionen. Die Nageloberfläche kann lamellär aufsplittern (Onychschisis), Rauigkeiten aufweisen (Trachyonychie) oder longitudinal einreißen (Onychorrhexis). Störungen der Nagelumgebung (NZ VI) umfassen ein breites Spektrum möglicher Auslöser, z.B. toxische, allergische, bakterielle, virale, traumatische oder tumoröse Prozesse. Bereits kleine Verletzungen der Kutikula können eine Invasion von Infektioserregern bewirken. Fehlerhaft angebrachte Kunstnägel und falsche Maniküre verursachen nicht selten Nagelbettentzündungen oder einwachsende Nägel.

Literatur

1. Abuzahra F (1996) Die Entwicklung der Auflichtmikroskopie. Von den experimentellen Anfängen zum Werkzeug der Diagnostik. Waxmann, Münster New York
2. Ackerman AB (1993) Dysplastic nevus: rise and fall of a controversial concept. Zentralbl Haut [Suppl] 162: 97
3. Ackerman AB, Massi D, Nielsen TA (1999) Dysplastic nevus. Atypical mole or typical myth. Ardor Scribendi, Philadelphia
4. Altmeyer P, Bacharach-Buhles M, Holzmann H (1995) Bildlexikon der Dermatologie. Springer, Berlin Heidelberg New York Tokyo
5. Altmeyer P (1996) Pitfalls in the diagnosis of pigmented skin tumors. In: Altmeyer P, Hoffmannn K, Stücker M (eds) Skin cancer and UV-radiation. Springer, Berlin Heidelberg New York Tokyo, pp 971–992
6. Altmeyer P, Dirschka T, Hartwig R (1998) Klinikleitfaden Dermatologie. Gustav Fischer, Ulm Stuttgart Jena Lübeck
7. Argenziano G, Fabbrocini G, Carli P, De Giorgi V, Delfino M (1997) Epiluminescence microscopy: criteria of cutaneous melanoma progression. J Am Acad Dermatol 37: 68–74
8. Bahmer FA, Rohrer C (1985) Ein Beitrag zur Abgrenzung früher Melanome mittels einer einfachen Methode der hochauflösenden Hautoberflächenfotografie. Akt Dermatol 11: 149–153
9. Bahmer FA, Fritsch P, Kreusch J, Pehamberger H, Rohrer C, Schindera I, Smolle J, Soyer HP, Stolz W (1990) Terminology in surface microscopy. Consensus Meeting of the Committee on Analytical Morphology of the Arbeitsgemeinschaft Dermatologische Forschung. Hamburg, Germany, Nov. 17, 1989. J Am Acad Dermatol 23: 1159–1162
10. Bahmer FA, Rohrer C (1990) Video-Auflichtmikroskopie der Haut. Akt Dermatol 16: 274–275
11. Balkau D, Gartmann H, Wischer W, Grootens A, Hagemeier HH, Hundeiker M, Suter L (1988) Architectural features in melanocytic lesions with cellular atypia. Dermatologica 177: 129–137
12. Binder M, Kittler H, Steiner A, Dawid M, Pehamberger H, Wolff K (1999) Reevaluation of the ABCD rule for epiluminescence microscopy. J Am Acad Dermatol 40: 171–176
13. Braun-Falco O, Stolz W, Bilek P, Merkle T, Landthaler M (1990) Das Dermatoskop. Eine Vereinfachung der Auflichtmikroskopie von pigmentierten Hautveränderungen. Hautarzt 41: 131–136
14. Dummer WK, Doehnel A, Remy W (1993) Videomikroskopie in der Differentialdiagnose von Hauttumoren und der sekundären Prävention des malignen Melanoms. Hautarzt 44: 772–776
15. Ehring F (1953) Vitalmikroskopische Untersuchung zur Lebensdauer der Epidermis. Vortrag, Rheinisch-Westf Dermatologen, 16./17.05.53, Bonn

16. Ehring F (1956) Über Mikroblutungen am Nagelwall. Eine vitalhistologische Studie. Habil-Schrift, Münster
17. Ehring F (1958) Der Schweißdrüsengang im Stratum corneum in vitalhistologischer Sicht. Hautarzt 9: 25–29
18. Ehring F (1958) Geschichte und Möglichkeiten einer Histologie an der lebenden Haut. Hautarzt 9: 1–4
19. Ehring F, Schumann J, Voss W (1977) Vitalmikroskopie im Auflicht. Forschungsberichte des Landes NRW Nr.2621, Westdeutscher Verlag
20. Eiden P (2000) Expertenkonsultation per Videokonferenz. Praxis an Klinik: Bitte melden! hautnah derm 16: 288–290
21. Fritsch P, Pechlaner R (1981) Differentiation of benign from malignant melanocytic lesions using incident light microscopy. In: Ackerman AB (ed) Pathology of malignant melanoma. Masson, New York, pp 301–312
22. Goldman LI (1951) Some investigative studies of pigmented nevi with cutaneous microscopy. J Invest Dermatol 16: 407–427
23. Haas N, Ernst TM, Stüttgen G (1984) Frühdiagnose und Differenzierung von melanozytären Läsionen durch intravitale Makrophotographie. Akt Dermatol 10: 157–158
24. Haas N, Ernst TM (1986) Makrophotographische Korrelate zur Histologie bei Precursor-Naevi und SSM in Anlehnung an das Schema von McGovern. Z Hautkr 61: 1535–1542
25. Healsmith MF, Bourke JF, Osborne JE, Graham-Brown RAC (1994) An evaluation of the revised seven-point checklist for the early diagnosis of cutaneous malignant melanoma. Brit J Dermatol 130: 48–50
26. Hinselmann H (1933) Die Bedeutung der Kolposkopie für den Dermatologen. Derm Wochenschr 96: 533–543
27. Hoffmann KP, Eckert L, Tölg S, Andres M, Husemann R (1998) Verfahren und Anordnung zur Analyse der Beschaffenheit einer Oberfläche. Patentnr.: 19725633, Anmeldenr.: 5342872; AZ: 19725633.3–52
28. Hundeiker M (1990) Entwicklung und Früherkennung der malignen Melanome. In: AG für Krebsbekämpfung NRW (Hrsg) Kampf dem Krebs. Schürmann & Klagges, Bochum, S 37–47
29. Kenet RO, Kang S, Kenet BJ, Fitzpatrick TB, Sober AJ, Barnhill RL (1993) Clinical diagnosis of pigmented lesions using digital epiluminescence microscopy. Arch Dermatol 129: 157–174
30. Kreusch J, Rassner G (1990) Strukturanalyse melanozytischer Pigmentmale durch Auflichtmikroskopie. Hautarzt 41: 27–33
31. Kreusch J, Rassner G (1991) Auflichtmikroskopie pigmentierter Hauttumoren. Thieme, Stuttgart New York
32. Kreusch J, Rassner G, Trahn C, Pietsch-Breitfeld B, Henke D, Selbmann K (1992) Epiluminescent microscopy: a score of morphological features to identify malignant melanoma. Pigm Cell Res suppl 2: 295–298
33. Kreusch J, Koch E (1997) Vascular structures are important features for diagnosis of melanoma and other skin tumors by incident light microscopy. Melanoma Res [Suppl] 7: 38
34. Kutzner H, Schröder J (2000) Digitale Fotografie in der Hautarzt-Praxis. Dtsch Dermatol 48: 431–434
35. MacKie RM (1971) An aid to the preoperative assessment of pigmented lesions of the skin. Br J Dermatol 85: 232–238

36. McGovern VJ (1976) Metastatic melanoma. In: McGovern VJ (ed) Malignant melanoma. Wiley Medical, New York London Sydney Toronto, pp 15–120
37. Menzies SW, Ingvar C, McCarthy WH (1996) A sensitivity and specificity analysis of the surface microscopy features of invasive melanoma. Melanoma Res 6: 55–62
38. Menzies SW, Crotty KH, Ingvar C, McCarthy WH (1996) An atlas of surface microscopy of pigmented skin lesions. McGraw-Hill, Sydney New York San Francisco
39. Ostendorf R (2001) Qualitätszirkel Onkologie setzt auf Kooperation. Dtsch Dermatol 49: 90–92
40. Pehamberger H, Steiner A, Wolff K (1987) In vivo epiluminescence microscopy of pigmented skin lesions. I. Pattern analysis of pigmented skin lesions. J Am Acad Dermatol 17: 571–583
41. Perednia DA (1991) What dermatologists should know about digital imaging. J Am Acad Dermatol 25: 89–108
42. Rassner G (1988) Früherkennung des malignen Melanoms der Haut. Hautarzt 39: 396–401
43. Rassner G, Holzschuh J (1995) Auflichtmikroskopie. In: Plewig G, Korting HC (Hrsg) Fortschritte der praktischen Dermatologie und Venerologie, Band 14. Springer, Berlin Heidelberg New York Tokyo, S 241–245
44. Rigel DS, Friedman RJ, Kopf AW (1985) Early detection of malignant melanoma. The role of physician examination and self examination of the skin. C A 35: 130–151
45. Rongioletti E, Miracco C, Gambini C, Pastorino A, Tosi P, Rebora A (1996) Tumor vascularity as a prognostic indicator in intermediate-thickness (0.76–4 mm) cutaneous melanoma. Am J Dermatopathol 18: 474–477
46. Saphir J (1920) Die Dermatoskopie. I. Mitteilung. Arch Dermatol Syph 128: 1–19
47. Schiener R, Bredlich RO, Pillekamp H, Peter RU (2001) Evaluation eines telemedizinischen Pilotprojekts. Hautarzt 52: 26–30
48. Schulz C (1996) Gefäßveränderungen melanozytärer Tumoren in der Auflichtmikroskopie. Zentralbl Haut 167 : 594
49. Schulz C, Stücker M, Schulz H, Altmeyer P, Hoffmann K (1999) Korrelation auflichtmikroskopischer Charakteristika maligner Melanome mit den Tumor-Invasionsstufen nach Clark. Hautarzt 50: 785–790
50. Schulz C (2000) Gefäßveränderungen von Hauttumoren in der Auflichtmikroskopie. Inaugural-Dissertation, Münster
51. Schulz C, Schulz H, Stücker M, Altmeyer P, Hoffmann K (2001) Korrelation zwischen Histopathologie und Auflichtmikroskopie bei nichtmelanozytären Hautläsionen. Hautarzt 52: 394–400
52. Schulz H (1988) Früherkennung kortikosteroidbedingter epidermaler Veränderungen mit der Methode der hochauflösenden Hautoberflächenfotografie. Therapiewoche 38: 2254–2260
53. Schulz H (1989) Wert und Grenzen einer Dokumentation bei Pigmentzelltumoren unter Zuhilfenahme der hochauflösenden Hautoberflächenfotografie. Zentralbl Haut 156: 557
54. Schulz H, Hundeiker M (1990) Auflichtmikroskopische Diagnostik von Pigmentzelltumoren der Haut. Dermatosen im Bild. Cassella-Riedel Pharma, Frankfurt (M)
55. Schulz H (1992) Auflichtmikroskopischer Score zur Differentialdiagnose dysplastischer Naevi. Hautarzt 43: 487–490

56. Schulz H, Bahmer FA (1994) Auflichtmikroskopische Differenzierungsmerkmale. Hautfunktion transparent. Cassella-Riedel, Frankfurt (M)
57. Schulz H (1994) Maligne Melanome in der Auflichtmikroskopie. Hautarzt 45: 15–19
58. Schulz H (1994) Hohe Erkennungsraten mit Auflichtmikroskopie. Differentialdiagnostik des malignen Melanoms. TW Dermatol 24: 219–225
59. Schulz H (1994) Auflichtmikroskopische Kriterien benigner melanozytischer Pigmentmale der Haut. Akt Dermatol 20: 2–6
60. Schulz H (1996) Differentialdiagnose von Spitz-Naevi. Auflichtmikroskopische Abgrenzung gegenüber malignen Melanomen. TW Dermatol 26: 331–335
61. Schulz H, Noebel A (1996) Diagnostic problems of desmoplastic melanoma in a boy with xeroderma pigmentosum. Dermatol Surg 22: 95–96
62. Schulz H (1997) Auflichtmikroskopische Befunderhebung und Diagnostik. Akt Dermatol 23: 1–4
63. Schulz H (1997) Auflichtmikroskopische Charakteristika kleiner maligner Melanome. Hautarzt 48: 904–909
64. Schulz H (1997) Hautoberflächenmikroskopische Diagnostik und Bewertung kosmetologischer kutaner Phänomene. Kosmetische Med 18: 204–208
65. Schulz H, Schulz C, Stuecker M, Altmeyer P, Hoffmannn K (1999) Vitalhistologie in der Dermatologie. Hoechst Marion Roussel, Bad Soden
66. Schulz H (1999) Kosmetik – Mit Haut und Haaren: Kosmetologische Basisdiagnostik (Teil 8). hautnah gyn + geburtshilfe 4: 133–136
67. Schulz H (2000) Pigmentzelltumoren: mit der Lupe alleine auf die falsche Fährte. Praxisrelevante Dermatosen – Klinik, Vitalhistologie und Therapie. hautnah derm 16: 18–24
68. Schulz H (2000) Epiluminescence microscopy features of cutaneous malignant melanoma metastases. Melanoma Res 10: 273–280
69. Schulz H (2001) Auflichtmikroskopische Aspekte initialer kutaner Melanommetastasen. Hautarzt 52: 21–25
70. Schumann, J (1965) Vitalmikroskopie der Haut mit dem Spaltopakilluminator nach Vonwiller. Leitz – Mitt Wiss u Techn 111: 119f
71. Schumann, J (1967) Vitalhistologie an lokal gefärbter Haut. Inaug Dissert Biol, Münster
72. Schumann, J (1968) Cytologische Befunde an lokal gefärbter Haut. Arch Klin Exp Dermatol 232: 66
73. Schumann, J (1970) Neue Möglichkeiten in der Technik der Vitalmikroskopie an der Haut. 2 Wiss Mikr 70: 1–11
74. Soyer HP, Smolle J, Kerl H, Stettner H (1987) Early diagnosis of malignant melanoma by surface microscopy. Lancet II: 83
75. Soyer HP, Smolle J, Kresbach H, Hödl S, Glavanovitz P, Pachernegg H, Kerl H (1988) Zur Auflichtmikroskopie von Pigmenttumoren der Haut. Hautarzt 39: 223–227
76. Steiner A, Pehamberger H, Wolff K (1987) In vivo epiluminescence microscopy of pigmented skin lesions. II. Diagnosis of small pigmented skin lesions and early detection of malignant melanoma. J Am Acad Dermatol 17: 584–591
77. Steiner A, Binder M, Schemper M, Wolff K, Pehamberger H (1993) Statistical evaluation of epiluminescence microscopy criteria for melanocytic pigmented skin lesions. J Am Acad Dermatol 29: 281–288
78. Stoecker WV, Moss RH (1992) Digital imaging in dermatology. Comput Med Imaging Graph 16: 145–150

79. Stolz W, Schmoeckel C, Landthaler M, Braun-Falco O (1989) Association of early malignant melanoma with nevocytic nevi. Cancer 63: 550–555
80. Stolz W, Bilek P, Landthaler M, Merkle T, Braun-Falco O (1989) Skin surface microscopy. Lancet II: 864–865
81. Stolz W, Braun-Falco O, Bilek P, Landthaler M (1993) Farbatlas der Dermatoskopie. Blackwell, Berlin
82. Stolz W (1997) Auflichtmikroskopische Diagnose des malignen Melanoms. In: Garbe C, Dummer R, Kaufmann R, Tilgen W (Hrsg) Dermatologische Onkologie. Springer, Berlin Heidelberg New York Tokyo, S 281–289
83. Stücker M, Horstmann I, Röchling A, Hoffmann K, Nüchel C, Altmeyer P (1996) Differentialdiagnosis of skin tumors using tumor microcirculation. In: Altmeyer P, Hoffmann K, Stücker M (eds) Skin cancer and UV-radiation. Springer, Berlin Heidelberg New York Tokyo, S 999–1006
84. Unna PG (1920) Die Diaskopie der Hautkrankheiten. Berl Klin Wochenschr 42: 1016–1021
85. Vonwiller P (1927) Die Kapillaroskopie mit starken Vergrößerungen. Verh Schweiz Naturforsch Ges, Basel, S 243

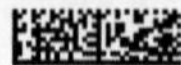